DER Hashimoto-Mentor

BESSER UND LEICHTER LEBEN MIT HASHIMOTO

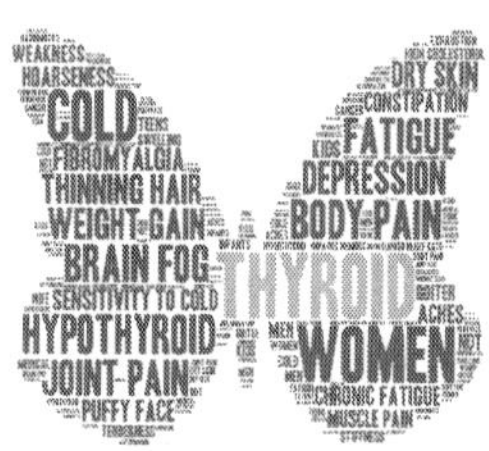

Die Behandlung der Autoimmunerkrankung Hashimoto Thyreoiditis mit gesunder Ernährung und neuen Gewohnheiten

PETER GEHLMANN

LEMON MEDIA

Bibliografische Information der Deutschen Nationalbibliothek
Die Deutsche Nationalbibliothek verzeichnet diese Publikation in der Deutschen Nationalbibliografie; detaillierte bibliografische Daten sind im Internet über http://dnb.de abrufbar.

Wir sind ein relativ junger Verlag und sehr dankbar für jede Art von Feedback. Sollten Sie daher Anregungen oder Fragen haben, würden wir uns sehr freuen, von Ihnen zu lesen:

info@bmu-verlag.de

Neuauflage

978-3-96645-743-9 Taschenbuch
978-3-96645-744-6 eBook

Redaktion: Bleikolm Reinhardt
Satz: Dębowski Tomasz
Druck/Auslieferung: WirMachenDruck/ Runge Verlagsauslieferung

Impressum:

BMU Media GmbH
Lärchenstraße 10
94469 Deggendorf
Deutschland

Weitere Informationen zum Verlag finden Sie unter:

www.bmu-verlag.de

Wir wünschen viel Vergnügen beim Lesen!

DER

Hashimoto-Mentor

BESSER UND LEICHTER LEBEN MIT HASHIMOTO

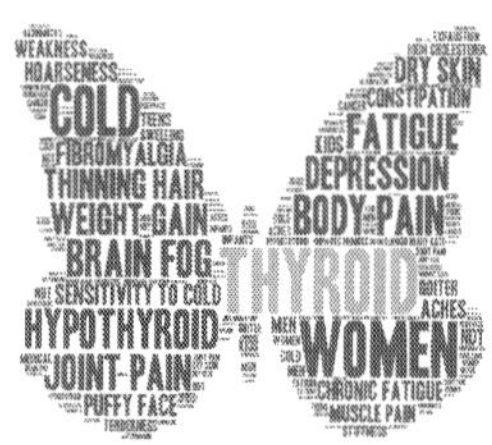

Die Behandlung der Autoimmunerkrankung Hashimoto Thyreoiditis mit gesunder Ernährung und neuen Gewohnheiten

PETER GEHLMANN

LEMON MEDIA

KOSTENFREIES EBOOK & HÖRBUCH INKLUSIVE

Beim Kauf jedes Taschenbuches von Lemon Media sind das eBook, spannende Bonusinhalte sowie das Hörbuch kostenfrei für Sie inkludiert. Gehen Sie dazu einfach auf https://lemonmedia-verlag.de/epub oder scannen Sie den abgebildeten QR Code. Auf der Website können Sie dann Ihren einmalig gültigen Zugangscode eingeben.

https://lemonmedia-verlag.de/epub

Den Zugangscode zu Ihrem kostenfreien eBook, Hörbuch und zu den Bonusinhalten finden Sie auf der Seite: 137.

Wir wünschen viel Freude mit Ihren kostenfreien Inhalten!
Haben Sie Fragen zu Ihrem eBook? Wir sind gerne für Sie da!
Sie erreichen Sie uns unter info@lemonmedia-verlag.de

Inhalt

Lektorat/ Korrektur: Alicja Grießhammer (https://alicja-wiktoria.de/)

Aus Gründen der besseren Lesbarkeit habe ich im Text die männliche Form gewählt; alle Angaben beziehen sich natürlich auf Angehöriger aller Geschlechter.

Widmung

Dieses Buch widme ich all jenen Menschen, die endlich wieder glückselig und zufrieden mit ihrem Hashimoto leben wollen.

Jedem, der mehr aus sich und seinem Leben herausholen möchte und weiß, dass es dazu auch mal eine „extra Meile“ braucht.

Ich widme dieses Buch natürlich auch meiner Familie, die ich über alles liebe und ohne die dieses Buch gar nicht möglich gewesen wäre. Ich danke Euch für Eure Unterstützung.

Ebenso widme ich dieses Buch den Menschen aus meinem Umfeld, die mich zu jeder Zeit unterstützt haben.

Auch den Zweiflern widme ich dieses Buch - lest es Euch einfach mal durch und erkennt, warum es Sinn machen kann, Hashimoto als Chance zu sehen.

Danke, dass es Euch gibt!

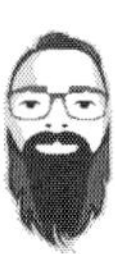

Peter Gehlmann
DER HASHIMOTO-MENTOR

Vorwort

Medizinischer Hinweis

Rechtlicher Hinweis und Haftungsausschluss bezüglich medizinischer Themen

Die hier von mir vorgestellten Informationen ersetzen in keiner Weise einen Arztbesuch! Sie ersetzen zudem keine professionelle medizinische Untersuchung, Beratung und Behandlung.

Der Leser und Nutzer akzeptiert und bestätigt, dass die zur Verfügung gestellten Inhalte keinesfalls dazu verleiten sollen, verspätet einen Arzt aufzusuchen, eine ärztliche Behandlung abzubrechen, eine Selbstdiagnose zu stellen oder eine Behandlung vorzunehmen ohne den qualifizierten Rat eines Arztes.

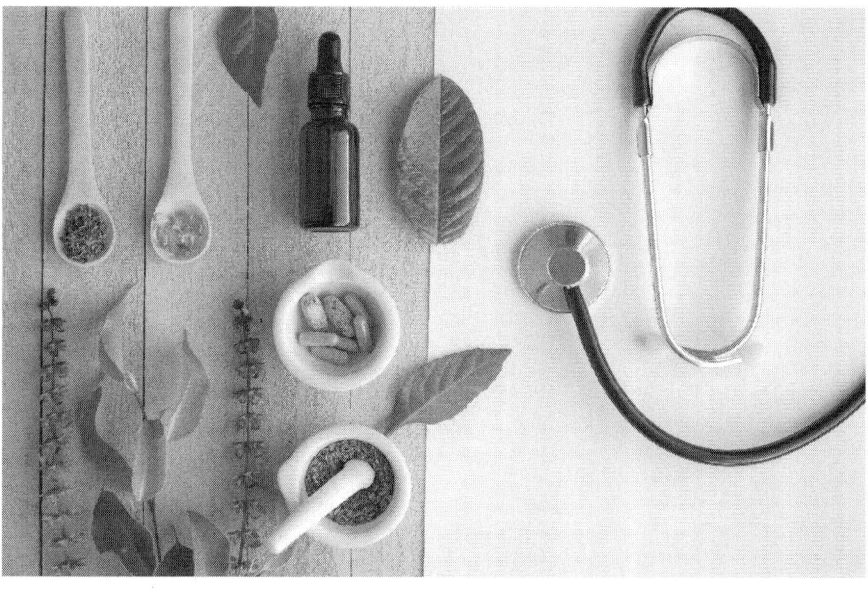

Die Texte wurden zu rein informellen Zwecken erstellt und mit größter Sorgfalt recherchiert und geprüft, allerdings war kein Arzt an deren Entwicklung beteiligt.

Der Leser handelt auf eigenes Risiko. Eine Haftung für die Richtigkeit der Inhalte ist ausgeschlossen.

Präsentiert vom ... inkl. Wer bin ich und wie viele?

Präsentiert vom ... inkl. Wer bin ich und wie viele?

Hallo, ich bin Peter.

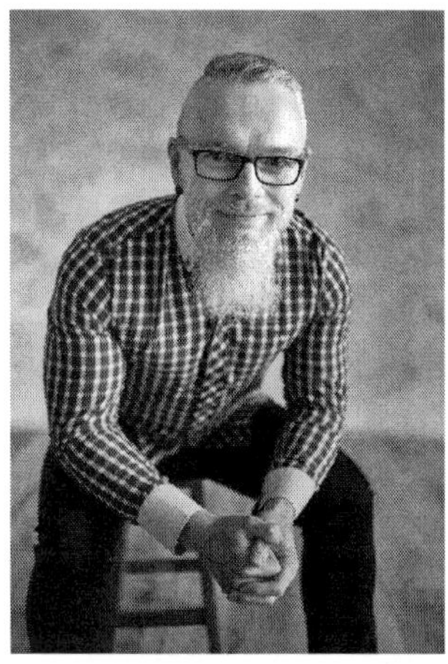

Fachberater für holistische Gesundheit, Vitamin D Berater, Fitnesstrainer A-Lizenz, Personal Trainer, Life Coach usw. Also die Frage: „wie viele ich bin?“ ist hiermit kurz angerissen.

Seit 2012 bin ich ebenfalls Hashimoto-Patient. Ich weiß also genau, wie Du Dich in vielen Situationen fühlst.

Meine Reise begann für mich im Jahr 2011. Aus unerklärlichen Gründen habe ich rasch zugenommen und bekam depressive Phasen. Ich war ständig müde und schlief oftmals sogar im Büro oder auf dem Weg zur Arbeit ein.

Da war es für den Arzt natürlich ein Leichtes erst mal „Depressive Episoden“ zu diagnostizieren. Erst viel später - Ende 2012 - wurde Hashimoto-Thyreoiditis festgestellt.

Da ich in dieser Zeit noch bei der Bundeswehr war, stellte sich die Suche nach einem kompetenten Arzt hin und wieder wie eine Lotterie dar. Mal war dieser eine Doc im Dienst, mal nicht. Mal hatte ich also Glück und mal nicht. Nachdem ich dann also endlich einen erfahrenen Arzt gefunden hatte, war es sicher:

Diagnose Hashimoto-Thyreoiditis – Schilddrüsenunterfunktion

Ich versuchte, auf Drängen meiner Frau, die Gründe zu finden. Denn anfangs hat es mich irgendwie nicht so interessiert, der Arzt hat doch gesagt: „Nehmen Sie diese Hormone. Mehr können wir nicht machen" und dem Arzt kann man doch vertrauen... Doch dann begann ich doch zu hinterfragen. Meine Frau ließ nicht locker und gemeinsam wollten klären: Woran es lag, dass ich so plötzlich eine Autoimmunkrankheit hatte.

Im Laufe der Jahre durfte ich herausfinden, dass diese Antwort nicht so leicht ist. Ich stürzte mich erst mal auf die Ernährung, wollte sie umstellen. Doch dazu wäre es wichtig zu wissen, WAS ich umstellen müsste.

Die Besuche beim „klassischen" Ernährungsberater waren unsinnig, da diese mir immer wieder erklärten, dass ich, so wie ich esse, schon fast gesund lebe, ich müsse nur noch das Fett reduzieren. „Quatsch!" dachte ich - so wie ich bisher esse, hat mir doch unter Umständen den kleinen Japaner beschert...

Ernährungsumstellung brachte Linderung

Erst 2013 begann ich dann, bedingt durch eine empfohlene Ernährungsumstellung, endlich nicht nur abzunehmen, sondern mich auch mit meinem kleinen Hashimoto anzufreunden! *Denn ein dagegen zu kämpfen bringt nichts - Druck erzeugt Gegendruck.* Das Ergebnis: 30kg weniger. Ich konnte 30 kg abnehmen, ohne dass ich merklich viel Sport gemacht habe – die erste Zeit hatte ich ja noch mit den Nachwirkungen der Knieoperation zu arbeiten und dann dauerte es mehr als ein Jahr, bis ich meine Gehhilfen loswurde.

Im Jahr 2015 begann ich dann mich intensiver mit gesunder Ernährung und deren Auswirkung auf den Körper zu befassen. Ich habe bei einem Institut in der Schweiz ein Studium zum Fachberater für ganzheitliche Gesundheit absolviert und bin zertifizierter Fachberater für holistische Gesundheit!

In dieser Zeit habe ich noch mal eine unheimlich große Menge Wissen über die Auswirkung von Ernährung auf unseren Körper erlernen können. Dieses Wissen kombiniert mit meiner Erfahrung möchte ich gern mit Dir teilen.

Ich freue mich, wenn wir ein Stück unseres Weges gemeinsam gehen und ich Dich dabei unterstützen kann, MIT Hashimoto beschwerdefrei zu leben.

In meiner Arbeit als Mentor und Experte für Hashimoto sorge ich heute dafür, dass Menschen wieder mehr Energie verspüren und mit einer Leichtigkeit und voller Lebensfreude ihren Tag genießen können.

Bevor es nun für Dich mit dem Buch weitergeht, möchte ich Dir noch ein paar persönliche Worte mit auf den Weg geben:

Liebe Leserin, lieber Leser,

mit diesem Buch gebe ich Dir mein wertvollstes Wissen heraus, dass ich mir in den letzten Jahren angeeignet habe. Einerseits durch viele Weiterbildungen und Bücher andererseits auch durch viele Erfahrungen, die ich praktisch sowohl mit meinen Kunden als auch mit mir, an mir erleben durfte.

Als Fachberater für ganzheitliche Gesundheit ist es mir eine Herzensangelegenheit, Dir zu zeigen, dass Du vieles mit einer optimierten Ernährung für Dich lösen oder verbessern kannst.

Worauf Du allerdings achten solltest, ist: „Ernähre Dich so artgerecht und bedarfsgerecht wie möglich!“

Wenn Du das Buch liest, dann bitte ich Dich darum, es langsam und konzentriert zu lesen. Denn es kann für Dich an jeder Stelle in diesem Buch „klick“ machen und schon hast Du den Impuls gefunden, der für Dich ein leichteres Leben mit Hashimoto bedeuten kann. Es kommt alles in allem auch nicht darauf an, wie oft Du die Inhalte dieses Buches bisher gehört, gesehen oder gelesen hast. Was wichtig ist, ist das Umsetzen.

Als Coach und Mentor sehe ich es als Aufgabe, Dir sowohl Wissen zu vermitteln als auch dafür zu sorgen, dass ich Dich daran erinnere, Dir bewusst zu machen, welches Wissen bereits in Dir steckt und was es umzusetzen gilt.

Eine Bitte habe ich noch: Solltest Du den Inhalt dieses Buches nicht gut finden (wovon ich nicht ausgehe und was auch nicht glaube) dann kontaktiere mich bitte direkt persönlich. Dann überlegen uns wir beide etwas, damit Deine Zeit mit dem Lesen des Buches nicht verschwendet war. Das mein voller Ernst.

Du darfst mir natürlich auch schreiben, wenn Dir das Buch gefallen hat. Wenn Dir der Inhalt gefallen hat. Wenn ich Dir helfen konnte und das Lesen des Buches einen Nutzen für Dich hatte. Melde Dich als gerne unter:

MAILADRESSE für das BUCH

Ich freue mich darauf.

Dein
Peter

Vorwort

Vorwort Fehmye Kerkhof (Ganzheitlicher Mikronährstoffcoach):

Gesundheit und Eigenverantwortung – ein perfektes Match!

Ich bin sehr stolz, dass Peter mich um ein Vorwort gebeten hat. Wir sind beide der Auffassung, dass Eigenverantwortung und ein ganzheitliches Herangehen an jede Erkrankung zu großen Erfolgen führen kann und immer begleitend zu einer schulmedizinischen Behandlung erfolgen sollte.

In diesem Buch werden wir genau diese Vorgehensweise finden; das Beschäftigen mit einer Erkrankung, die der Wissenschaft noch viel Forschung abverlangen wird, die für jeden auch eine Chance bedeutet einen Kurswechsel vorzunehmen.

Jede Erkrankung ist eine Reaktion von Körper und/oder Geist auf mannigfaltige Einflüsse, Mängel, Veranlagungen und Fehlentscheidungen und es ist oft wirklich nicht so einfach sich darüber klar zu werden, was uns krank macht.

Bei Hashimoto, von Einigen liebevoll Hashi genannt, sind die Mechanismen immer noch nicht wirklich klar, was sehr deutlich in diesem Buch beleuchtet wird, ohne dabei noch mehr Fragen aufzuwerfen. Hier sollen Mittel und Wege aufgezeigt werden, die Dich mit Deiner Erkrankung und Deinem Körper in Akzeptanz und Einklang bringen können und Dir ein fundiertes Grundwissen zu Deinem Hashi vermitteln. Eins der großen Probleme bei chronischen Erkrankungen, bei anderen leider auch, ist das vermeintliche ausgeliefert sein gegenüber der klassischen Medizin und ihren Vertretern. Bitte versteht mich nicht falsch, es gibt sehr gute Ärzte und Therapeuten, aber eben auch sehr viele, die abseits des einmal Gelernten keine Wege sehen, die mit Diagnostik eventuell etwas überfordert sind. Denn wer denkt, man könne bei der Schilddrüsen-Diagnostik nur mit dem TSH-Wert fahren und sich dabei auf die Grenzwerte verlässt, der zählt nicht unbedingt zu den Experten. Zudem gibt Dir das Beschäftigen mit Deiner Erkrankung das Gefühl, es selbst in der Hand zu haben und aktiv werden zu können. Das erfordert das Beschreiten neuer Wege, außerhalb der Komfortzone und abseits von ausgetretenen Pfaden. Genau dabei wollen Dir gute Ärzte, Therapeuten, Coaches und Bücher zur Aufklärung helfen.

Ich arbeite mit meinen Klienten immer ganzheitlich, alle Komponenten werden betrachtet, jedes Puzzlestück muss gefunden und eingefügt werden. Das gilt für jede Erkrankung ob an Körper oder Geist bzw. beidem, denn diese beiden Komponenten beeinflussen sich sehr stark und machen die Diagnostik manchmal etwas schwierig. Das ist gerade bei einer Erkrankung wie Hashimoto der Fall, die multiple Symptomatiken zeigen kann. Genau hier soll dieses Buch Euch unterstützen, Euren Körper besser verstehen zu können, die Symptome zu lesen und adäquat zu reagieren.

Das Selbsterkennen ist der erste Schritt zur Heilung, lass uns Dir dabei helfen, Dich begleiten und unterstützen!

Deine Fehmye Kerkhof

Vorwort Kyra Kauffmann (Heilpraktikerin)

Du musst auch ein Buch schreiben!... und hier ist es ENDLICH

Peter Gehlmann ist ein wirklich seltenes „Exemplar." Nicht nur, weil er als „Mann mit Hashimoto" eine Rarität darstellt (zumindest in den Statistiken der Mediziner - denn Hashimoto gilt - für mich unverständlich - als primär „weibliche Erkrankung").

Vor einigen Jahren sind Peter und ich uns im Internet über den Weg bzw. die Kamera gelaufen. Ich weiß gar nicht mehr genau, wo und wie, aber wir haben uns direkt verstanden und verabredet und daraus wurde mehr... nämlich mehrere Online-Meetings (damals gab es noch kein Zoom... also, es war auf jeden Fall vor der Zeit, als uns Corona ans Haus fesselte), die auch heute noch irgendwo im Netz zu sehen sind. Wir sprachen über die Schilddrüse, die Mythen rund und um Jod und natürlich über Hashimoto.

Ich war überrascht über sein profundes Wissen zu den komplexen Zusammenhängen der Schilddrüse und ihren hormonellen Partnern, der Nebenniere und den Geschlechtsorganen. Er hat ein Wissen, das viele Ärzte und Heilpraktiker nicht besitzen (Das muss einfach auch mal gesagt werden) und - das ist auch besonders - kann dieses Wissen unterhaltsam und dennoch sachlich in seiner Arbeit als Hashimoto-Mentor - weitergeben.

Damals sagte ich ihm bereits: „Peter, Du musst ein Buch schreiben." Das tat er auch, aber zunächst einem anderen wichtigen Thema, das ihm sehr am Herzen liegt: Wie bekomme ich meine Kinderschar (Peter hat 9 Kinder!!!) gesund und genussvoll und vor allem mit Spaß an der Sache satt. (hier Buchtitel noch einfügen, wenn du magst!).

Also musste sein Hashimoto-Ratgeber noch ein paar Jahre warten, aber ENDLICH ist er da und Ihr, liebe Leserinnen und Leser, kommt endlich in den Lesegenuss, den ich bereits hatte.

Ich wünsche allen Hashimoto-Betroffenen viele neue Erkenntnisse beim Stöbern und Lesen sowie natürlich auch die Kraft, die wertvollen Hinweise in diesem Ratgeber für das eigene Leben umzusetzen.

Denn aus vielen Jahren eigener Arbeit mit Hashimoto-Patienten weiß ich, dass diese Diagnose eben nicht automatisch bedeuten muss „unheilbar und damit müssen Sie jetzt leben."

Alles Liebe wünscht
Kyra Kauffmann

Stimmen von Betroffenen

Katharina St.: Leichter Leben mit Hashimoto Phase I – für den ersten Einstieg ist dieser Kurs sehr empfehlenswert

Im Juni 2020 entschied ich mich nach dem Analysegespräch zum Basis-Kurs. Der Kurs ist super aufgebaut. Am Anfang bekommt man einen Grundkurs in allem, was in den nächsten 21 Tage auf einen zu kommt. Für mich war es leicht anzuwenden, da man von Peter viele tolle, leckere Rezepte zur Verfügung gestellt bekommt. Anhand denen ist die Ernährungsumstellung ein Kinderspiel.

Durch diesen Kurs habe ich 5kg verloren, das macht einen auch glücklicher.

Und mein Bauchkrumpeln ist auch weniger geworden, für den ersten Einstieg ist dieser Kurs sehr empfehlenswert

Sibylle Klein: Die erste Wahl

Seit Februar 2019 hat sich meine Lebensqualität und meine Gesundheit enorm verbessert. Danke an Peter Gehlmann, der einen begleitet und unterstützt, nicht nur für die Zeit seiner Kurse, sondern auch darüber hinaus. Für mich als Hashimotobetroffene ist Peter Gehlmann die erste Wahl.

Luciana Micieli: Danke!

Ein großes Danke schön an Peter Gehlmann für seine Mühe und Bereitschaft. Danke für die Zeit, die Du als Ernährungscoach investierst und Menschen so wieder zu einer besseren Lebensqualität hilfst. Du hast Dein Herz am richtigen Fleck.

Bin froh, Dich kennengelernt zu haben, und freue mich mit Dir zusammen an meinem Ziel zu arbeiten!!

Grüße Luciana Micieli

Tine Zwipp: *Wie ein 6er im Lotto*

Mit Peter als Hashimoto-Mentor hat man einen 6er im Lotto. Peter geht als Hashimoto-Mentor sehr individuell auf die persönlichen Bedürfnisse und Probleme ein. Sein ganzheitliches Komplett-Programm hat mir zu einem viel besseren Leben mit Hashimoto verholfen. Er hat mich mit seinem Coaching zu meinem persönlichen Hashimoto-Experte gemacht. Nach seinem Programm weiß ich nun, wie ich am besten mit meinem Hashimoto umgehen kann. Dabei unterstützte er mich bei jedem Hoch und Tief und stand mir bei jedem Problem mit Rat und Tat zur Seite. Ich bin so froh ihn kennen gelernt zu haben und dass ich nun, Dank ihm, ein so viel besseres Leben mit Hashimoto führen kann. DANKE Peter

Heidemarie Orawski: Beschwerdefreieres Leben durch Ernährungsumstellung

Mein Name ist Heidemarie Orawski.

Ich bin sehr dankbar Peter Gehlmann kennengelernt zu haben. Ich habe zwei Autoimmunkrankheiten, eine davon ist Hashimoto. Ich hatte viele Symptome, bevor ich mit meiner Ernährungsumstellung im November 2019 begonnen hatte. Gut, dass ich in das Programm eingestiegen bin, ich kann nur sagen, es war für mich die beste Investition. Da ich in Österreich wohne, kommuniziere ich mit Peter über Facebook. Es klappt super, wenn ich eine Frage habe, Peter antwortet mir sehr schnell und freundlich. .... liebe Leute, das Programm kostet Geld, aber vierzehn Tage Urlaub kosten dasselbe.... und ich bin für ein Jahr in bester Betreuung, dass mein weiteres Leben beschwerdefreier macht......geht's mir gut, geht's meiner Familie auch gut. Lg Heidi

Monic-Desiree Evangelista-Hartmann: Glücklicher durchs Leben

Nach einem netten und offenen Gespräch im Dezember 2019 mit Peter Gehlmann, beschloss ich den Grundkurs Phase 1, Leichter Leben mit Hashimoto im Januar ,20 zu absolvieren.

Ich leide schon seit meiner Pubertät an einer Fehlregulation meiner Schilddrüse und seit 2 Jahren weiß ich definitiv, dass ich an Hashimoto leide.

Der Grundkurs besteht aus Wochenplänen, Einkaufsübersicht der jeweiligen Rezepte und Infovideos.

Alle Gerichte sind leicht nachzukochen und sehr lecker.

Ich habe meinen Essensplan an meine Bedürfnisse angepasst, d.h. ich praktiziere seit mehreren Jahren das Intervallfasten im Wechsel von 18/6 und 20/4, somit beschloss ich, Gerichte zu kombinieren, damit ich gesättigt und zufrieden meine Fastenzeit durchziehen kann.

Es hat wunderbar gepasst und tut es immer noch.

Als schöner Nebeneffekt haben sich 6 Kilo unnötiger Ballast von mir verabschiedet.

Ich kann also mit gutem Gefühl jedem von Euch diesen Kurs ans Herz legen.

Danke Peter Gehlmann für Deine leidenschaftliche Arbeit – so hilfst Du uns, gesünder und glücklicher durchs Leben zu gehen.

Kapitel 1

Was ist Hashimoto?

1.1 Was ist Hashimoto?

Hashimoto-Thyreoiditis ist in der Tat ein unaussprechliches Wort. Doch für ca. 8–13 Millionen Menschen in Deutschland ist es weit mehr als das, es ist eine autoimmune Schilddrüsenentzündung, hervorgerufen durch bestimmte Autoimmunprozesse.

Viele Betroffene bringen das in Gleichklang mit einer Schilddrüsenunterfunktion; Hashimoto ist jedoch eine Schilddrüsenentzündung. Eine Schilddrüsenentzündung, die nach dem Japaner Dr. Hakaru Hashimoto benannt wurde.

> *Kleiner Exkurs: Bei der folgenden Aussage streiten sich die Geister so ein bisschen, man geht vorerst davon aus, dass sich das ganze hier um eine Autoimmunkrankheit handelt. Sie wird auch als chronische Krankheit bezeichnet. In letzter Zeit häufen sich jedoch immer wieder die Aussagen, dass Hashimoto auch heilbar ist bzw. keine Autoimmunkrankheit ist, sondern durch den Epstein-Barr Virus hervorgerufen wird. Hier wird es für die Zukunft sowohl von der Medizin als auch von der wissenschaftlichen Seite das Ziel sein müssen, diese Situation mit Studien und mit Tests zu belegen, um wirklich herauszufinden, ob es nun eine Autoimmunkrankheit ist und ob der Körper das Organ abstößt oder ob es in Zusammenhang mit dem Epstein-Barr Virus steht.*

Kurz zurück zu Hakaru Hashimoto, der war nämlich als Pathologe und Chirurg in Japan tätig, als er entdeckte, dass die Schilddrüse bei einigen seiner Patienten vergrößert wurde. Dies wurde 1912 zum ersten Mal in einer deutschen Zeitschrift veröffentlicht. Anschließend wurde die Krankheit nach ihm benannt. Was passiert also bei dieser Autoimmunkrankheit? Bei der Hashimoto-Thyreoiditis als Autoimmunkrankheit wird die Schilddrüse angegriffen und der Körper arbeitet gegen die Schilddrüse. Daher versuche ich immer wieder klar zu erklären, dass es von Deiner Seite her nicht mehr notwendig ist zu sagen: „Ich gehe jetzt gegen Hashimoto vor." Das macht Dein Körper in dem Moment schon allein. Und wenn Du hier etwas innerlichen Druck aufbaust, dann wird das ganze nur noch schlimmer. Versuch also gerne für die Zukunft mit Deinem Hashimoto zu leben. Wie das für Dich einfacher werden kann, das erfährst Du in diesem Buch. Denn wenn es als Autoimmunkrankheit nicht heilbar ist, dann wird es Zeit, Frieden zu schließen und in Freundschaft mit Hashimoto zu leben.

Wie eben schon erwähnt ist Hashimoto keine Schilddrüsenunterfunktion. Die Schilddrüsenunterfunktion ist eine Folgeerkrankung von Hashimoto bzw. kann man sie als ein Symptom der Hashimoto-Erkrankung sehen. Die Hashimoto-Erkrankung bzw. die Schilddrüsenunterfunktion entsteht dadurch, dass die Schilddrüse im Laufe der Erkrankung immer weniger Hormone abgibt, kleiner wird und entsprechend dadurch auch keine Hormone mehr produziert. Das führt also zwangsläufig zur Schilddrüsenunterfunktion. Hashimoto ist allerdings eine Krankheit, die den gesamten Körper betreffen kann. In der aktuellen Schulmedizin gibt es zwei Formen von Hashimoto. Die eine ist die atrophische Form: hier wird die Schilddrüse im Laufe der Krankheit kleiner. Die andere ist die hypertrophe Form, bei der sich die Schilddrüse stetig vergrößert (Struma genannt). Das sieht man vielleicht öfter mal bei älteren Frauen, die dann einen geschwollenen Hals haben – diese Frauen sind nicht sauer, sie haben Hashimoto. Die Häufigkeit von Hashimoto beträgt ca. 10 % der Gesamtbevölkerung. Somit gilt Hashimoto als weltweit häufigste Autoimmunkrankheit bei Menschen.

1.2 Hashimoto oder Schilddrüsenunterfunktion? Was sind die Unterschiede?

Um diese Frage zu beantworten, müssen wir natürlich erst einmal feststellen, was unsere Schilddrüse macht. Unsere Schilddrüse ist dazu da, um in unserem Körper unter anderem das Tempo vom Stoffwechsel zu beschleunigen oder zu regulieren. Die ist also sowas wie der Gashebel in unserer Maschine namens Körper. Sie sorgt dafür, wie hoch der Energieverbrauch ist, wie die Temperatur geregelt wird und so weiter. Sie hat also ganz viele Einflüsse auf unseren Körper.

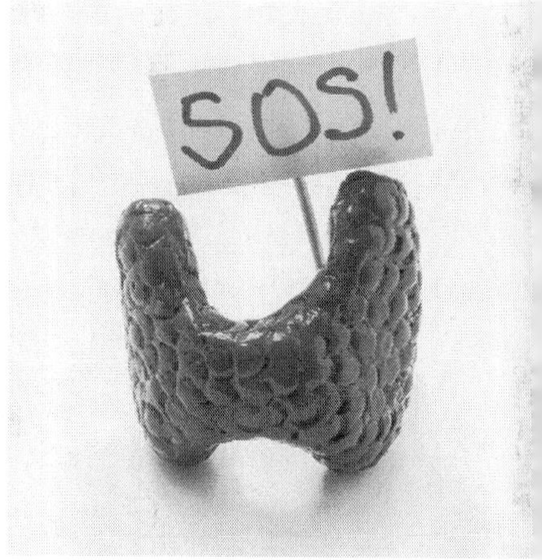

Bei einer Schilddrüsenunterfunktion ist es so, dass einfach zu wenig Schilddrüsenhormone produziert werden. Als Therapie bekommst du von Deinem Arzt entsprechende Schilddrüsenhormone verschrieben. Ob natürliche oder synthetische hängt vom Arzt ab und davon, wie Du sie verträgst.

Die Gabe von Hormonen hängt davon ab, wie schwer Deine Schilddrüsen-unterfunktion ist. Ich empfehle Dir zusätzlich zur Therapie der Schulmedizin auf Deine Ernährung, Dein Stressmanagement und Deine Bewegung zu achten. Mit diesen drei Säulen werden wir beide in diesem Buch noch des Öfteren in Kontakt kommen. Vom Arzt gibt es also Deine Hormone „... und mehr können wir da nicht machen!“ wird Dir dieser dann sehr wahrscheinlich sagen. Wenn nicht, herzlichen Glückwunsch zu diesem Doc.

Wenn jetzt allerdings der Fall eintritt, dass die Schilddrüsenunterfunktion lange, lange, lange, lange nicht erkannt wurde und aus dieser Schilddrüsenunterfunktion eine chronische Entzündung der Schilddrüse wird, dann kommen wir in den Bereich, wo es einen Übergang zu Hashimoto gibt. Und genau aus dem Grund ist auch für Schilddrüsenunterfunktionspatienten wichtig, etwas für sich und ihre Gesundheit zu tun. Den nächsten Schritt zu gehen - weiter als nur die Einnahme von Hormonen „und dann ist gut". Es ist in meinen Augen in diesem Fall interessant zu wissen, was Du präventiv tun kannst, um eben nicht die Autoimmunkrankheit Hashimoto-Thyreoiditis zu bekommen.

Hashimoto entsteht also unter anderem aus einer Schilddrüsenunterfunktion. Natürlich werden auch hier wieder weniger Schilddrüsenhormone produziert. Dadurch, dass ein Mangel an Schilddrüsenhormonen auch unterschiedliche Mangelsituation im Körper darstellt - nicht jedes Organ bekommt die notwendigen Hormon - kommt es hier tatsächlich zu den mannigfaltigsten Symptomen, auf die ich noch gesondert eingehen werde.

Mein Fazit: Hashimoto ist nicht gleich eine Schilddrüsenunterfunktion. Es gibt da draußen einige Experten, die Dir erzählen, dass sie Dich schlank machen, dass sie Dir den Traumkörper schicken. Sie sorgen dafür, dass Du den Traumkörper bekommst, den Du Dir schon immer gewünscht hast, und das am besten in acht Wochen.

Lass Dich da bitte nicht aufs Glatteis führen. Schau Dir diese Experten genau an. Machen sie auf Dich wirklich den Eindruck, als ob sie fundiertes Hintergrundwissen zu der ganzen Geschichte haben? Oder wollen sie Dir nur einen Bären aufbinden?

1.3 Welche Hauptursachen gibt es für die Entstehung der Hashimoto-Thyreoiditis überhaupt?

Es gibt in meinen Augen leider bis heute noch immer keine klare Antwort auf diese Frage. Aktuell wird in der Schulmedizin immer mehr darüber spekuliert. Sicher ist, dass im Grunde häufig eine genetische Komponente mit eine Rolle spielen kann. Umweltgifte in Form von Schwermetallen können hier das Immunsystem ebenfalls belasten. Unter anderem gibt es unter diesen vielen Auslösern immer noch ein paar Umstrittene. Die Gene sind umstritten. Liegt es an den Erbanlagen, liegt es an Veranlagung? Liegt es am Stress? Liegt es sogar am Epstein-Barr-Virus? All das wirst Du in den kommenden Seiten erfahren. Wir werden darüber sprechen, was es für Ursachen geben kann.

Einerseits können als Ursache also die Gene mitverantwortlich sein. Nun werden Einige die Hände über Kopf schlagen und sagen: „Die Gene, die Gene! Was steckt denn doch alles in den Genen?" Ja, Hashimoto kann hier übertragen werden, meistens von Mutter zu Tochter. Sehr selten ist es so, dass es von Mutter und Sohn übertragen wird. Sollte ich jetzt hier mit dazugehören, dass ich es von meiner Mutter übertragen bekommen habe und es dann irgendwann mal ausgebrochen ist, bleibt einem nichts anders übrig als zu sagen: „Dankeschön." Aber im Endeffekt ist es ja auch nicht beeinflussbar. Ich denke, wenn meine Mama es sich hätte aussuchen können, ob ich Hashimoto bekomme oder nicht, hätte sie sicher gesagt: „Nee, komm. Das lassen wir mal lieber." Die Gene sind also hier die Erbanlagen, die dazu führen, dass Hashimoto grundsätzlich schon mal vorhanden ist.

Unterschiedliche Stressfaktoren können die Schilddrüsenproblematik fördern und fordern. Meiner Meinung nach ist es wichtig darauf zu achten, neben einer gesunden Ernährung auch nicht zu viel Stress zu haben, für ein gutes Gleichgewicht zwischen Anspannung und Entspannung zu sorgen.

Wie oft steckst Du in solchen Situationen: „Ich muss das noch, ich muss dieses noch, ich muss für die Familie, die Freunde, die Nachbarn noch jenes tun." Aber man selber vergisst sich ganz schnell. Genau das ist ein großes Problem – Du vergisst Dich selbst zu schnell.

Ich habe in einem sehr interessanten Interview einen Vergleich hierzu gesehen: Wenn im Flugzeug ein Notfall eintritt und die Sauerstoffmasken von der Decke herunterfallen, bekommt man immer wieder gesagt: „Setzen Sie sich als Erstes die Maske auf und nicht dem Nachbarn." Weil, bis Du alle in deinem Umfeld durch hast, beim Masken aufsetzen zu unterstützen, bist Du selber irgendwann nicht mehr in der Lage, Deine Maske aufzusetzen.

Von daher ist es also wichtig: als Erstes bist immer Du selbst dran, und dann der Rest. Weil erst wenn Du gut drauf bist und fit bist, dann erst kannst Du Dich um Deine Familie kümmern. Was nützt es, wenn Du Dich um Deine Familie kümmerst, aber selbst „hinten runterfällst" und irgendwann keine Kraft und keine Energie mehr hast?

Zusätzlich zum Stress können uns auch Gifte auf unterschiedliche Art und Weise belasten. Gifte? Ja, die Umweltgifte möchte ich hier ansprechen. Gifte, die in der Umgebungsluft sind. Gifte, die wir durch die Ernährung aufnehmen. Auch hier stecken Gifte drin, die wir gar nicht so als Gifte wahrnehmen. Doch auf diese werde ich im weiteren Verlauf des Buches noch genauer eingehen.

Alles das, was die Tiere an irgendwelchen Zusatzstoffen bekommen, Antibiotika oder irgendwelche andere Substanzen, oder was die Pflanzen an Pestiziden draufgehauen bekommen, damit die Gurke auch schön grün und gerade ist und nicht verschrumpelt aussieht; und damit die Tomate schön groß ist und vielleicht auch mehr Geschmack hat; alles das nehmen wir auf und verarbeiten es. Das alles ist eine sehr große Belastung für die Leber, eine sehr große Belastung für den Darm und die Verdauung an sich.

Das beeinflusst uns negativ und dabei ist es egal ob nun Hashimoto-Patient oder nicht. Diese Gifte in der Nahrung führen einfach dazu, dass wir anfälliger sind für Infekte aller Art. Unser Immunsystem ist geschwächt, weil es damit zu tun hat, diesen Stress außen zu verarbeiten. Das Immunsystem ist damit beschäftigt, die Gifte abzustoßen, die Hormone, alles was rund um die Schilddrüse funktioniert, aufrechtzuerhalten, die Gifte herauszufiltern, sozusagen einen Notfallplan durchzuziehen. Dadurch bist Du unter Umständen anfälliger für Infekte, hast schneller eine Erkältung, bist schneller niedergeschlagen, bist schneller dabei eine Magen-Darm-Erkrankung zu bekommen, weil das Immunsystem einfach nicht überall eingreifen kann.

Hast Du schon einmal etwas von Prolaktin gehört? Das Prolaktin fördert den Muttermilchfluss. Wenn der Prolaktinspiegel hoch ist, wird die Muttermilchproduktion angeregt und entsprechend viel Muttermilch ausgestoßen. Das allein kann schon dazu führen, dass durch dieses Durcheinander der ganzen Hormone Hashimoto ausgelöst werden KANN.

Wie kannst Du Deinen Prolaktinspiegel senken? Du kannst zum einen tief schlafen, einen möglichen Zinkmangel ausgleichen, einen möglichen Vitamin E Mangel ausgleichen. Mit dem Adaptogen Ashwagandha kannst Du Deinen Schlaf unterstützen. Auf Ashwagandha gehe ich später im Buch noch einmal ein.

Eine weitere Ursache für den Ausbruch von Hashimoto ist das Jod. Zu viel Jod kann die Entzündungsneigung steigern. Zu wenig Jod kann aber auch dafür sorgen, dass eine Schilddrüsenproblematik ausgelöst wird. In vielen Analysegesprächen habe ich festgestellt, dass Jod immer wieder ein Streitthema ist. Das Thema Jod ist nicht in einem Kapitel oder Unterkapitel abzuarbeiten. (Hinweis auf das Buch von Kyra Kauffmann – JOD – im Anhang mit Link)

Kurz und knapp: Die Jodeinnahme ist von Mensch zu Mensch unterschiedlich. Der eine reagiert bei mehr Jod anders als der Nachbar oder als der Freund, der auch Hashimoto hat. Es ist wichtig, hier individuell auf seinen Körper zu hören und zu gucken, wie man bei Jodgabe oder Jodentzug reagiert. Mach vor der Einnahme einen Jodmangeltest, oder such Dir hier direkt einen Experten. (Kyra Kauffmann)

Eine weitere schwerwiegende Ursache für Hashimoto ist ein Darmproblem. Wenn Dein Darm nicht im Gleichgewicht ist und er nicht für eine vernünftige Verdauung sorgt, kann hier eine Fehlbesiedelung von Darmpilzen ausschlaggebend sein. Die Immunpolizei im Darm kümmert sich um die ganzen Problematiken und kann sich somit nicht um die einschlagenden Infekte kümmern. Und schon haben wir wieder eine Krankheit mehr, die uns für ein paar Tage beschäftigt. Somit ist unser Körper die ganze Zeit beschäftigt. Das wollen wir herausnehmen. Wir wollen Entspannung hereinbringen. Wir wollen die Entzündung aus dem Körper herauskriegen, und das bekommst Du erst einmal nur hin, wenn Du für eine gewisse Zeit auf bestimmte Nahrungsmittel verzichtest und dann ersetzt oder eben dosiert wieder zu Dir nimmst.

Wichtig ist - und da ist es erstmal egal, ob es wissenschaftliche Studien dafür gibt oder nicht - weg mit den Nahrungsmitteln, die für Entzündungen sorgen. Einfach mal verzichten und ersetzen. Ob das nun Infekte, Gifte, die Gene oder das Jod sind - im Darm herrscht ein Vitalstoffmangel. Wenn ich also meinen Körper nicht ausreichend mit vernünftigen Vitaminen versorge - ob nun aus gesunder Ernährung oder zugeführt - dann kann es wirklich sein, dass Einiges aus dem Gleichgewicht gerät.

Darum ist es gerade bei Hashimoto meiner Meinung nach so wichtig, dass man auch Vitamine von außen zuführt. Dazu gebe ich in einem späteren Kapitel noch ein paar Informationen.

1.4 Welche Symptome können Dich mit Hashimoto erwarten oder begleiten?

Nach den Ursachen kommen die Symptome. Ich denke allein mit den Symptomen könnte man Bücher füllen, denn viele Symptome treten nicht nur allein auf, sondern auch in Kombination und genau das macht es unseren Ärzten so schwer unsere Krankheit klar zu erkennen (mal abgesehen von den Labortests) und genau das macht es für uns so verwirrend.

Vielleicht findest Du hier ein paar wieder, die Dich begleiten:

Depressive Episoden, Antriebslosigkeit, Tinnitus, Geräusche in den Ohren, mangelnde Koordination, Persönlichkeitsstörungen, Reizbarkeit, Schlafstörungen, blasse Haut, blasse Lippen, Haarausfall, kalte Hände, kalte Füße, langsame Wundheilung, Blutarmut und Bluthochdruck, deutlich fühlbares Herzklopfen, angespanntes Zähneknirschen, Anfälligkeit für Infektionen, Gewichtszunahme trotz einer normalen Ernährung und dabei noch die Unfähigkeit sein Gewicht zu verlieren. Im Gegensatz dazu Magersucht, verminderte oder stark erhöhte Appetitphasen, Migräne, chronische Kopfschmerzen, Appetitverlust und Übelkeit, Erkrankungen der Gallenblase, Fettleber, Lebensmittelallergien, Nahrungsmittelintoleranzen und so weiter...

Das alles sind also Symptome, die man mit und durch Hashimoto bekommen kann. Oft merkt man als Patient gar nicht, dass man unter einer Schilddrüsenentzündung leidet. Andere Patienten haben wiederum wahnsinnig starke Beschwerden, oftmals kommen die Beschwerden gemeinsam. Sie prasseln in der geballten Ladung auf den Patienten herein. Umso schwerer fällt es uns Hashimoto-Patienten und auch den Ärzten hier festzustellen, ob es Hashimoto ist oder was überhaupt dahintersteckt.

Was ist mit dem Patienten? Bildet sich der Patient das alles vielleicht sogar ein? Muss er nur die Hälfte essen? Oder sich ein bisschen cremen? Vielleicht mal ein bisschen mehr Sport machen? Ich werde Euch einige Symptome aufzeigen und wir werden darüber sprechen, was dahintersteckt.

Lass uns doch mal schauen, warum es uns und den Ärzten so schwerfällt, festzustellen, ob wir Hashimoto haben oder eben nicht, denn die Symptome sind bei Hashimoto äußerst vielfältig. Dadurch, dass sie so vielfältig sind, ist es natürlich auch schwer zu greifen, ob sie wirklich zu Hashimoto gehören oder ob es ein einzelner Teil ist, den es zu betrachten gilt. So wie bei mir: ich war müde, antriebslos und träge – Depression (war eine schnelle, einfach Diagnose des Arztes)! „Nehmen Sie mal Antidepressiva, ansonsten ist alles gut." Die depressiven Episoden sind die eine Seite, es gibt natürlich noch Patienten, die es schwerer erwischt, und dann fällt es den Ärzten in der Tat immer schwerer festzustellen, ob es Hashimoto ist oder ob es eben einzelne Symptome sind.

Als Betroffenem bleibt einem leider nicht viel anderes übrig, als es selbst in die Hand zu nehmen, zu recherchieren, beim Arzt nachzufassen und vorzuschlagen, was noch zusätzlich getestet werden könnte. Was zu diesen Blutuntersuchungen gehört, habe ich Dir in einem PDF-Dokument zusammengefasst, Du kannst es Dir hier herunterladen:

EMAIL DOWNLOAD – Willkommensgruß (https://hashimoto-mentor.de/hashimoto-care-paket/)

Ich denke auch, dass es notwendig ist den Ärzten auch ein kleines bisschen an die Hand zu gehen und zu sagen, welche Blutwerte man gerne hätte. Hier muss man ein bisschen nachsteuern. Es bleibt auch nicht aus, sich selbst darüber zu informieren.

Als ich die Diagnose Hashimoto bekam, habe ich mir gedacht: „ja okay, und?" Der Arzt hat lediglich gesagt, ich solle die Hormone nehmen. Damit war das für mich erstmal erledigt. Meine Frau kam dann auf die Idee, dass ich mir ein Buch besorgen könnte. Ich dachte mir: „Ja, aber warum? Es ist doch jetzt alles gut". Erst als die Ärzte anfingen, die Hormone weiter zu steigern und mein Einnahmeschema bisschen breiter zu stellen und ich dann teilweise bis zu 225 Mikrogramm L-Thyroxin nehmen musste – erst da fing ich an mir Gedanken zu machen, woran es liegen könnte? Was habe ich für Symptome? Wie kann ich das ändern? Wie kann ich das abstellen?

Oftmals ist es so, dass man Hashimoto am Anfang gar nicht so leicht erkennt, weil es mit Symptomen einer Überfunktion anfängt. Hier kriegst Du also leicht aggressive Verstimmungen, Durchfall, Gewichtsverlust trotz gesundem Appetit, Rastlosigkeit, Schlafstörungen, die Hände fangen an zu zittern. Erst im weiteren Verlauf von Hashimoto setzt und beruhigt sich das und die Hormone werden nicht mehr so stark produziert, so dass das Ganze dann in eine Hashimoto-Thyreoiditis übergleitet. Um mal zu schauen, wie vielfältig diese Symptome sind – ich nenne es mal Krankheit der 1000 Gesichter – habe ich ein paar Oberbegriffe, von ein paar Bereichen, die Hashimoto betreffen kann, aufgezeigt.

Das sind einmal Augen und Ohren. Es kann also mal dazu kommen, dass man leicht vernebelt schaut oder einen leicht vernebelten Blick hat. Dass man einen Tinnitus bekommt oder Ohrgeräusche hat, die gar nicht so hingehören.

Dann haben wir den Energiehaushalt und den Schlaf. Das betrifft wahrscheinlich den Großteil der Hashimoto-Patienten. Man ist ständig müde und unheimlich antriebslos. Es ist schwer, die Energie herauszukitzeln, vor allem in den Anfangsstadien.

Im mentalen Bereich kommst Du sehr schnell in Konzentrationsschwierigkeiten oder in depressive Phasen, so wie ich es erlebt habe oder viele andere, die ich kennengelernt habe, auch erlebt haben. Man ist so ein bisschen koordinationslos, man weiß nicht so recht, was heute anliegt, ob heute Montag oder Dienstag ist; was mache ich heute? Gehe ich in die Arbeit und warum überhaupt?

Besonders für die Frauen ist folgendes nicht leicht: Haut, Haare, Nägel. Hier kommt es dazu, dass verstärkt Akne auftreten kann. Man hat eine blasse Haut, eine raue Haut, spröde Lippen, trockene Haare, die Haare fallen einem unter Umständen aus. Also alles so Sachen, die nicht wirklich spaßig sind, wo man aber am Anfang auch nicht weiß, woher es kommt und was man dagegen tun kann. Wenn ich einem Arzt sage: „meine Haare fallen mir aus oder meine Haut sei trocken", dann sagt er: „Cremen Sie sich doch mal ein" – kommt ja keiner auf die Idee, dass das Hashimoto sein könnte.

Bei Herz und Kreislauf kann es zu Blutarmut kommen, es kann einem immer wieder schwindelig werden, man kann Kreislaufprobleme bekommen. Außerdem kann immer wieder mal ein Herzflattern vorkommen oder es können auch unregelmäßige Herztöne auftreten.

Beim Körpergewicht ist – so finde ich – ein Phänomen zu beobachten: es kann aus unerklärlichen Gründen das Gewicht steigen, es gibt Wassereinlagerungen und trotz einer normalen Ernährung, die man bisher genossen hat, nimmt man zu. Das Abnehmen fällt unheimlich schwer. Es gibt aber auf der anderen Seite auch das Problem des

Nicht-Zunehmens. Es gibt auch viele Menschen, die mit Hashimoto abnehmen und nicht wieder zunehmen können, obwohl sie sich genauso ernähren wie vorher. Hier ist es also sehr schwer festzustellen, woran das überhaupt liegt.

Die Körpertemperatur: ich glaube, Menschen mit Hashimoto frieren grundsätzlich an den Händen und an den Füßen, eigentlich überall. Man hat ständig kalte Hände, möchte sich am liebsten Taschenwärmer in die ganzen Taschen stecken. Vor allem im Winter finde ich es persönlich schrecklich mit kalten Händen rumlaufen zu müssen und sich mit Handschuhen zu behelfen und trotzdem zu frieren.

Der nächste Bereich ist sicher für die Frauen interessanter, es geht um die Menstruationsstörung und die Schwangerschaft. Hier ist immer wieder festzustellen, dass die Zyklen der Frauen durcheinandergeraten, dass der Progesteron-, Östrogen-, und Testosteronspiegel durcheinandergerät. Es ist sehr schwer, eine Regelmäßigkeit in die Periode und den Zyklus zu bekommen, teilweise findet auch ein Verlust der Libido statt.

Es ist also überhaupt keine sexuelle Lust mehr vorhanden. Wenn es Kinder betrifft, gibt es die Möglichkeit, dass es zur vorgezogenen Pubertät oder auch verzögerten Pubertät kommt. Bei Frauen kommt es zu verzögerter Menopause. Durch die Zyklusstörungen kann es auch zu unerfüllten Kinderwünschen kommen.

Oftmals stellt der Partner – man selbst merkt das ja jetzt nicht, aber derjenige, der kein Hashimoto hat – fest, dass ein Zähneknirschen stattfindet, der Patient nachts unter Atembeschwerden oder Kurzatmigkeit leidet. Man selbst hat so ein Brennen im Hals, Halsschmerzen, öfter mal eine heisere Stimme. Man merkt ebenfalls ab und zu einen trockenen Mund, das Zahnfleisch fängt an zu bluten oder schwillt an. Hier ist es wichtig zu schauen, dass man das Ganze nicht noch zusätzlich reizt, vielleicht mal mit Kokosöl spült, um die Bakterien herauszuziehen. Vielleicht kannst Du auch auf eine nicht so reizende Zahncreme umsteigen.

Schmerzen in Gelenken und Muskulatur sind auch nicht zu vernachlässigen. Oft sind es hier die Nacken- und Rückenschmerzen, die sehr schnell chronisch werden. Migräne oder chronische Kopfschmerzen, die hier mit einschlagen können. Hast Du öfter mal Schmerzen und Druckempfindlichkeit im Nacken, weil Du Dir Sorgen machst und angespannt bist und Dir unheimliche Last auflegst? Die Ärzte wissen nicht so richtig was Du hast, Du schwebst in einem Raum, wo keiner so recht weiß, was los ist. Man macht sich auch Gedanken, wie man bestimmte Bereiche wieder in den Griff bekommt. Lass die Sonne in Dein Herz – Lass die Liebe rein – nimm den Druck raus und so kannst Du leichte Verspannung auch schon lockern.

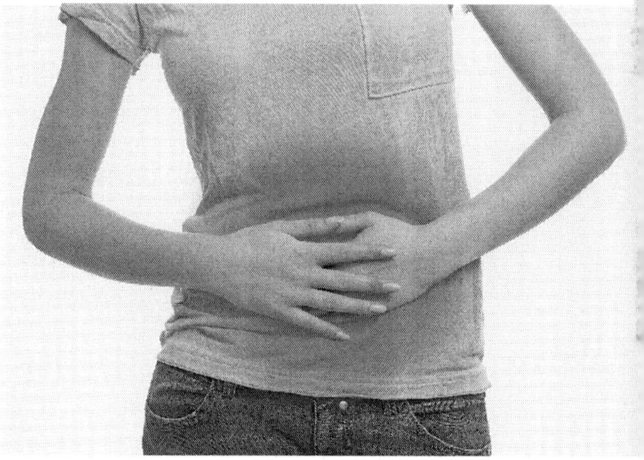

Kommen wir zur Verdauung. Bei der Verdauung ist es so, dass Du manchmal unter Appetitverlust leidest, manchmal aber auch Heißhunger hat. Das ist von Patient zu Patient unterschiedlich. Oftmals ist es auch so, dass die Verdauung aufgrund der ganzen Medikamente, die man nimmt, gereizt ist. Es gibt also Darmprobleme. Es entwickeln sich auch Darmpilze, die ihr Unwesen treiben und einen dazu bringen, unheimlich viel Süßes essen zu wollen. Das mag jetzt wie eine Ausrede klingen, es ist aber tatsächlich keine Ausrede. Dazu kommen wir später noch. Deshalb ist es wichtig, eine Darmreinigung zu machen, das heißt die Giftstoffe abzutransportieren und die Darmflora wieder neu aufzubauen, und das so sanft wie möglich.

Abschließend für diesen Bereich nehme ich das Immunsystem. Du bist also leicht angeschlagen, hast vielleicht öfter mal eine Erkältung oder bist immer wieder mal niedergeschlagen und matt. Infektionen kommen doch schneller mal, Magen-Darm-Probleme können einhergehen. Dieses überlastete Immunsystem ist also auch ein Symptom von Hashimoto.

1.5 Mögliche Begleiterkrankungen

Nebennierenschwäche, Diabetes, rheumatische Erkrankungen, chronische Hepatitis, Nahrungsmittelunverträglichkeiten, Leaky Gut Syndrom, Dysbiosen - das alles und noch viel mehr sind Begleiterkrankungen, die Du als Hashimoto-Patient auch bekommen kannst. Etwa ein Viertel der Hashimoto-Patienten kann eine dieser Begleiterkrankungen auch bekommen. Aus diesem Grund solltest Du Dich auch auf diese Begleiterkrankungen hin untersuchen lassen - nicht alle auf einmal, dennoch empfehle ich Dir hier immer wieder mal mit Deinem behandelnden Arzt zu sprechen.

Beim Lesen der ersten Seiten hast Du sicher schon bemerkt: es wiederholt sich einiges. Das ist nicht sonderlich verwunderlich, denn einige Krankheiten können sowohl die (Mit-) Ursache für Hashimoto sein also auch eine Begleiterscheinung.

Ich höre es immer wieder mal: „Ein Hashimoto kommt selten allein" so dass es auch immer wieder mal passieren kann, dass Hashimoto oftmals lange Zeit unentdeckt ist und so im Körper vor sich hin rumort und arbeitet. Das führt dazu, dass der Körper sehr stark geschwächt ist und dass das Immunsystem angeschlagen ist und dadurch für Begleiterkrankungen anfällig ist. Sollte sich herausstellen, dass Du solche Begleiterkrankungen hast und sie spürst, Symptome sich breit machen, dann kann ich Dir nur raten, Dich auf diese Begleiterkrankungen untersuchen zu lassen. Denn unter Umständen kann es echt sein, dass ca. 25 % der Hashimoto-Patienten auch Begleiterkrankungen haben, die ich hier nur ganz kurz ansprechen möchte. Es ist natürlich wichtig, dass Du das in der weiteren Behandlung Deines Hashimoto mit berücksichtigst.

Das kann unter anderem sein: eine Nebennierenschwäche, die sogenannte Weißfleckenkrankheit (Vitiligo), eine Zuckerkrankheit (Diabetes Typ I oder Typ II), rheumatische Erkrankungen, chronische Hepatitis, eine Glutenunverträglichkeit (Zöliakie), eine Laktoseintoleranz (Milchzuckerunverträglichkeit), Morbus Crohn, Fruktoseintoleranz. Du merkst also schon, Glutenunverträglichkeit, Laktoseintoleranz und Fruktose - hier kann die Verträglichkeit der Lebensmittel, die Du so zu Dir nimmst, auf Dauer immer weniger werden. Dazu kann noch ein Leaky Gut Syndrom kommen, Dysbiosen - ein absolutes Ungleichgewicht Deines Körpers.

Es ist also wirklich ein großes Potpourri an Krankheiten, die Du noch dazu bekommen kannst. Hier bist Du in einer Situation, dass wenn Du nicht rechtzeitig anfängst Deine Lebensumstände umzustellen, insbesondere Deine Ernährung und Dein Stressmanagement anpasst, es zu starken Begleiterkrankungen kommen kann. Diese wünsche ich keinem noch zu Hashimoto dazu. Und nicht in jedem Fall sind diese Erkrankungen auch Folgeerkrankungen. Es gibt immer die Möglichkeit für Dich, dass Du die Krankheit vor Hashimoto bekommen hast und dass Hashimoto daraus entstanden ist.

Vor allem ist es bei Hashimoto so (es gibt ja noch andere Schilddrüsen-erkrankungen), dass Du Hashimoto unter anderem aufgrund Deiner Lebensumstände bekommen haben KANNST - zu viel Stress, zu schlechte Ernährung. Es ist also wichtig, das Problem an der Wurzel zu packen und nicht nur das Symptom abzustellen. Dazu gehört, dass Du Dich nicht ständigem Stress aussetzt. Das mag am Anfang schwer klingen: „Wer soll es denn machen? Wer soll denn meinen Job übernehmen? Ich bin Mama von vier Kindern und mein Mann muss arbeiten...?“ Ja, das stimmt. Aber was macht Dein Mann, was macht Deine Familie, wenn Du als Mama ausfällst? Was dann? Wer übernimmt den Job dann? Ich habe selbst neun Kinder - ich weiß, wovon ich spreche. Nicht dass Du denkst „ach, der hat doch keine Ahnung“ - doch, die habe ich. Ich sehe schon, dass es eine Heidenarbeit mit neun Kindern ist. Jeder will zu Freunden, da bist Du als Taxi

Papa oder Mama manchmal den ganzen Nachmittag unterwegs. Erst den einen beim Freund abladen und wenn man dann beim Letzten angekommen ist, kannst Du gleich wieder die Kurve drehen und von vorne anfangen die Kinder wieder einzusammeln. Ja, dann kommt vielleicht nochmal Krankengymnastik dazwischen. Und vielleicht will man selbst auch nochmal einkaufen gehen, man hat selbst Termine... Ja, es kann schon echt stressig werden. Da ist es aber wichtig, Möglichkeiten und Wege zu finden, um aus diesem Stress wieder rauszukommen.

1.6 Was kann die Begleiterkrankungen/ Folgeerkrankungen auslösen?

Eine ungesunde, nährstoffarme Ernährung kann mit ein Grund sein, dass Hashimoto und die Begleiterkrankungen ausgelöst werden. Ich höre immer wieder in Foren „Warum soll ich meine Ernährung ändern, wenn es mir gut geht? Warum soll ich ohne wissenschaftliche Belege auf Getreide und (Kuh-) Milch verzichten?". Da möchte ich gerne meine eigene Meinung einwerfen: In einem Land, in welchem der Verzehr von Getreide und Milch wirklich sehr stark subventioniert wird, wirst Du wohl kaum wissenschaftliche Belege finden, die Dir das Gegenteil beweisen werden: dass nämlich Getreide ungesund ist und dass auch Milch von der Kuh ungesund ist. Warum? Darauf werde ich in einem gesonderten Kapitel noch eingehen.

Durch diese Gluten-Milch-Zucker-Ernährung hast Du natürlich auch viele unentdeckte Entzündungen in Deinem Körper. Es können immer neue Entzündungsherde angefeuert werden.

All diese Punkte, die ich gerade aufgezählt habe, zählen auch zu den Auslösern der Autoimmunerkrankung Hashimoto. Aus diesem Grund ist es wichtig, dass man das komplette Konstrukt ganzheitlich betrachtet. Nicht nur mit einer Gabe von Hormonen, die die Symptome dämpfen und dafür sorgen, dass es dem Patienten kurzfristig wieder gut geht.

Denn es ist nichts anders: Du gibst Hormone und das Ganze wird etwas gedämpft. Achte darauf Deinen Körper auf einer ganzheitlichen Ebene zu behandeln: den Darm zu checken, die Leber zu checken, mit einer Darmsanierung und einer Leberentgiftung. Hier kannst Du mit relativ einfachen Mitteln schnell Erfolge erzielen, alles natürlich in Kombination mit einer Ernährungsumstellung.

1.7 Was hast Du für Diagnosemöglichkeiten

Eine eindeutige Diagnose von Hashimoto-Thyreoiditis überfordert immer noch die meisten Ärzte. Um eine aussagekräftige Diagnose zu erhalten, gilt es in erster Linie einen Arzt zu finden, der sich mit der Schilddrüsenerkrankung auch auskennt und die Schilddrüsendiagnostik hier nicht nur auf den TSH-Wert beschränkt. Was der TSH-Wert ist, was es noch für Werte gibt, die Dein Hausarzt messen lassen kann, das erfährst Du nun. Ich habe Dir alle Werte und Sachen und noch ein paar Tipps, die Du brauchst, in einem kleinen Paket für Dich geschnürt.

DOWNLOAD - Willkommensgruß (https://hashimoto-mentor.de/willkommensgruss/)

Nicht jeder Arzt kommt bei Antriebslosigkeit, Müdigkeit und Gewichtszunahme sofort auf Hashimoto. Schnell greift der Arzt in die Schublade Depression. Du nimmst dann eben Antidepressiva und alles wird gut. Genauso ist es bei Muskel- und Gelenkschmerzen, da vermutet man auch eher, dass es einen körperlichen Hintergrund hat.

Wenn Du vermutest, dass der Hashimoto Dich im Griff hat, dann ist es wichtig, dass Du dem Arzt ein paar Tipps gibst und ihn darum bittest, bestimmte Blutwerte abzunehmen. Und zwar wären da folgende Blutwerte abzunehmen:

Der TSH-Wert

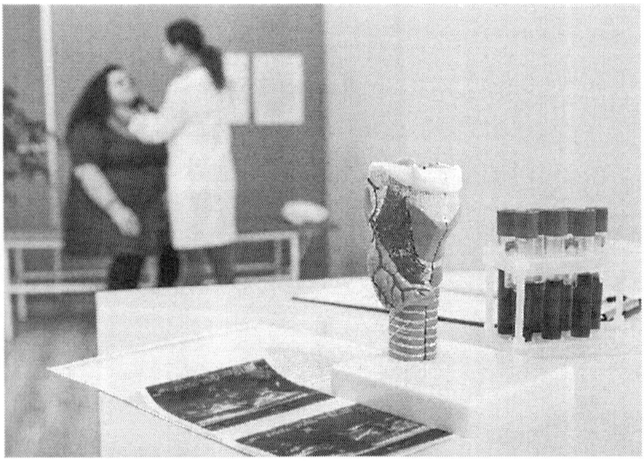

Das ist das Thyreoidea-stimulierendes Hormon, das ganz klar sagt und aufzeigt, wie weit alles stimuliert wird, wie die Schilddrüse aktiv ist bzw. aktiviert wird. Anhand dieses Wertes lesen die Ärzte eigentlich schon ab, ob alles in Ordnung ist oder nicht. Das ist für Ärzte ausschlaggebend genug. Für Dich mag es nicht immer so sein, denn wenn der Wert zum Beispiel im Normbereich ist (das heißt im Normbereich des Labors, die haben hier eine Range von bis) dann ist für Deinen Arzt alles gut. Wenn Du Dich darüber hinaus trotzdem weiterhin schlecht fühlst, dann kommst Du schnell in die Schublade, Du würdest Dir das einbilden.

fT3 und fT4

Lass unbedingt fT3 und fT4 Werte prüfen, das freie T3 und das freie T4. Das hilft, dass man ganz genau ins Detail gehen kann.

Folgende Antikörper gehören auch in ein Blutbild, welches Aussagekräftig genug ist:

TPO-AK und TPO-MAK Antikörper

Diese Antikörper sind ganz klar dazu da, um nachzuweisen ob an der Schilddrüse oder der Schilddrüseninnenwand zum Beispiel Entzündungen sind, die durch diese Antikörper dargestellt werden.

TAK-Wert

Dieser Wert zeigt als Protein der Schilddrüse, dass die Schilddrüsenhormonsynthese aktiv ist. Daraufhin kann man erhöhte Antikörper dieses Proteins (Thyreoglobulin) feststellen. Diese Thyreoglobulin-Antikörper zeigen, dass hier eine Entzündung im Gange ist.

TRAK-Wert

Das ist ein Wert, der den TSH Rezeptor „angreift" und dort eine unkontrollierte Stimulation vornimmt, so dass also auch hier häufig mit diesen Werten dargestellt werden kann, dass da was nicht stimmt.

Dein Arzt, ob Hausarzt oder andere Ärzte, können auch im Vorfeld schon einmal die Schilddrüse abtasten und feststellen, ob sie angeschwollen ist oder vergrößert ist. Das kann er machen, bevor er Blut abnimmt bzw. zusätzlich zum Blutabnehmen.

Des Weiteren kann man auch noch mit einer Sonographie - so wurde das damals auch bei mir festgestellt - also mit Ultraschall feststellen, ob die Schilddrüse verkleinert oder vergrößert ist und ob die Bereiche der Schilddrüse hell oder dunkel sind. Das kann aber der Fachmann genau erkennen. Und wenn das immer noch nicht aussagekräftig genug ist bzw. der Arzt sich immer noch nicht sicher genug ist oder ob auf dem Ultraschall weiterhin Unklarheiten sind, dann kann man noch seine Szintigraphie machen. Hier wird mit Nuklearmedizin gearbeitet, also radioaktive Lupine in die Schilddrüse eingespritzt. Hier wird der Funktionszustand der Schilddrüse wirklich dargestellt. Ich habe noch ein paar Tipps, wenn Du zum Arzt gehst: Schreib zuerst alle Fragen auf, die Du zum Thema Hashimoto hast, auch zu Deinem Zustand! Wenn Du noch nicht weißt, was es ist.

Zur Eröffnung des Blutbildes stelle die Fragen, die Dir wirklich auf der Seele brennen. Und nimm Dir einen Zettel mit. Ansonsten sitzt Du beim Arzt, bist aufgeregt, bekommst die Diagnose Hashimoto und weißt erstmal nicht, was los ist.

In dem Moment bist Du wahrscheinlich genauso überfordert, Du weißt nicht was los ist. Nun hast Du Deinen vorbereiteten Zettel und kannst alles Unklare fragen. Sollte Dein Arzt nicht TSH, fT3 und fT4 testen lassen, dann sag ihm das ganz klar, dass Du das wünscht. Wenn er das nicht macht, wechsle den Arzt oder hol Dir zumindest eine weitere Meinung ein. Die anderen Werte, TAK, TRAK, TPO-AK und MAK sind Werte, die das Gesamtbild abrunden. Da ist es nicht häufig so, dass die Ärzte, vor allem die Hausärzte das von sich aus machen. In dieser Situation ist es wichtig mit Nachdruck heranzugehen und ein bisschen mit liebevoller Konsequenz auf die Ärzte einzuwirken. Viele Ärzte verstehen das auch nicht so richtig, denn stelle Dir vor, in Deinem Spezialgebiet kommt jemand und sagt Dir, wie Du Deine Arbeit zu machen hast. Da würdest Du auch denken „oh, was ist denn hier los? Habe also auch ein bisschen Verständnis für die Ärzte. Aber sei beharrlich und bestehe darauf, dass die Werte getestet werden.

Lass Dir von den Blutwerten immer Kopien mitgeben und führe so ein kleines Blutwerte-Tagebuch. Damit kannst Du nachvollziehen: was hatte ich für Werte, wie ging es mir zu der Zeit. Ging es mir zur nächsten Messung besser oder schlechter? Was habe ich anders gemacht?

So hast Du einen Überblick über Deinen Zustand in Verbindung mit Deinen Blutwerten. Wenn ihr denn schon Hormone nehmen solltet, von L-Thyroxin bis hin zu natürlichen Hormonen, dann nehmt bitte am Tag des Bluttests keine Tablette. Das verfälscht den Wert. Sehr oft lese ich in Facebook Gruppen über diese Unsicherheiten, ob Menschen die Hormone nehmen sollen oder nicht, vor allem weil man sie ja nüchtern nehmen soll und man bis zum Arztbesuch vielleicht schon was gegessen hat. Lass es an dem Tag weg. Du hast einen Hormonspiegel und wenn Du die Tablette an diesem einen Tag nicht nimmst, fällt das wirklich nicht ins Gewicht. Wenn Du unsicher bist, dann nimm sie eben danach.

1.8 Finde den passenden Arzt für Dein Hashimoto und Dich – die Qual der Wahl!

Du brauchst Geduld, Zeit und eine ordentliche Portion Fingerspitzengefühl bei der Suche nach einem passenden Arzt, der Dich bei der Diagnose von Hashimoto unterstützt oder der Dich und Dein

Hashimoto in Zukunft behandelt. In der Regel hast Du eine größere Auswahl an Ärzten, das muss jedoch nicht immer bedeuten, dass diese Auswahl auch gut ist.

Dein Hausarzt wäre in meinen Augen die allererste Anlaufstelle. Dort würde ich nach der Schilderung der Symptome fragen, ob er sich mit Autoimmunkrankheiten oder auch speziell mit Hashimoto auskennt. Wenn nicht, würde ich darum bitten, dass er Dich an einen Arzt überweist, der sich damit auskennt und dessen Spezialgebiet Hashimoto ist, sodass Du zu einem Experten kommst, der Dich in Sachen Hashimoto und anderen Autoimmunkrankheiten adäquat versorgen und unterstützen kann.

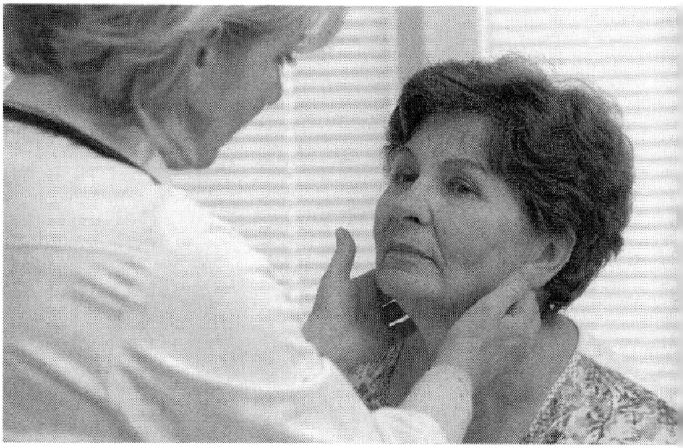

Wenn es um die Experten geht, hast Du etwas mehr Auswahl, was aktuell zum Zeitpunkt des Buchschreibens nicht heißt, dass diese Ärzte auch schnell verfügbar sind. Teilweise gibt es hier mehrmonatige Wartezeiten.

Der Endokrinologe

... kümmert sich um Deine Schilddrüse und um die ganzen anderen Sachen rund um das endokrine System, wie zum Beispiel die Nebennieren.

Arzt für funktionelle Medizin

... der sich auf die funktionelle Medizin spezialisiert hat. Also ein Arzt, der sich – ähnlich wie ich – als Fachberater für ganzheitliche Gesundheit aufstellt, der sich um das komplette Konstrukt kümmert, der nicht nur die Symptome abstellt, sondern an die Ursachen herangeht.

Solch ein Arzt geht wohl eher an die Wurzel des Übels, packt sie, schüttelt einmal kräftig und sorgt dann für eine Gesundung oder eine Verbesserung des Zustandes. Es werden in dem Fall also nicht nur die Symptome behandelt, sondern die Ursachen angegangen.

Der Internist

... kann Dich zu guter Letzt auch noch unterstützen. Grundsätzlich ist es auch hilfreich, dass die Ärzte, die Du besuchst, ein Ultraschallgerät zur Verfügung haben. Die Blutuntersuchung kann in der Tat Dein Hausarzt machen, aber bei der Auswertung wäre es hilfreich, einen Spezialisten zur Hand zu haben. Ebenso brauchst Du jemanden, der Dir eine Ultraschalluntersuchung für Deine Schilddrüse anbieten kann. Die Schilddrüse sollte auch von außen untersucht werden, um zu schauen, was da los ist.

Kapitel 2

Die bösen 4 Diese Lebensmittel(gruppen) solltest Du meiden

Die Lebensmittel(-gruppen) aus diesem Kapitel können Nahrungsmittelunverträglichkeiten auslösen. Oft reagiert unser Körper einfach nur sehr sensibel darauf – ich empfehle Dir daher die Lebensmittel einfach mal für ein paar Wochen stehen zu lassen und nicht zu Dir zu nehmen.

2.1 Nahrungsmittelunverträglichkeit oder Allergie – was ist da los?

Hier kurz mal der Vergleich: Bei einer Allergie kommt es zu einer Reaktion Deines Immunsystems. Der Körper reagiert also hier bei einem ungefährlichen Stoff ganz drastisch. Es findet eine Überreaktion statt. Hier werden dann sogenannte IGE-Antikörper gebildet, und schon reagiert der Körper jedes Mal, wenn dieser Stoff, sagen wir mal Zitrusfrüchte in den Körper kommt (das ist ja auch so eine fast allgemeine Allergie, die Allergie auf Zitrusfrüchte). Wenn es zu viel wird, wird der Hals oder Brustbereich rot, oder man kriegt Ausschlag, jucken, brennen, Schwellungen im Mundraum und so weiter. Und dann reagiert der Körper jedes Mal darauf.

Bei einer Unverträglichkeit hingegen ist das Abwehrsystem, Dein Immunsystem nicht beteiligt. Es kommt hier einfach zu keiner immunologischen Reaktion.

Bei einer Intoleranz hat der Körper einfach nicht genügend Transportproteine, also nicht genügend Möglichkeiten, die einzelnen

Bestandteile der Nahrung aufzunehmen, abzubauen, dahin zu transportieren, wo sie hinsollen.

Die Beschwerden können hier ganz einfach sein. Im Gegensatz zur Allergie haben wir hier Bauchschmerzen, Blähungen, Durchfall. Das ist zwar wieder eine Gemeinsamkeit zu Allergien. Eine Allergie kann auch lebenseinschränkend sein. Eine Nahrungsmittelintoleranz kann auf jeden Fall auch lebenseinschränkend sein. Man kann also hier wirklich begrenzt sein auf bestimmte Räumlichkeiten oder bei einer Allergie, wenn man Gräser Pollen hat, kann man eben nicht mehr zu bestimmten Zeiten so gern und so oft raus gehen. Soviel zum Thema: „Was ist eine Allergie? Was ist eine Nahrungsmittelunverträglichkeit?".

Beginnen möchte ich mit dem Gluten...

2.2 Was ist Gluten überhaupt

Es gibt Experten, die Gluten als Kohlenhydratprotein bezeichnen und das passt so gut zusammen, wie leckeres Essen bei Burger King. Denn Gluten ist ein Eiweiß und kein Kohlenhydrateiweiß. Es ist ein natürliches Eiweiß, das in Weizen und in verwandten Getreidesorten vorkommt und ist somit in allen Lebensmitteln zu finden, die glutenhaltiges Getreide beinhalten. Bei den glutenhaltigen Getreidearten haben wir nun einige, die uns im doppelten Sinne belästigen. Zum einen, wenn wir es essen und dann Probleme mit der Verdauung und der Verarbeitung haben und zum anderen natürlich belästigen sie uns in dem Moment, in dem wir sie gern nutzen wollen, aber es uns nicht guttut. Wir haben das Getreide in Form von Weizen, Roggen, Dinkel, Gerste, Grünkern, handelsüblichen Hafer, Einkorn, Emmer und Kamut. Das sind die Sachen, die uns Beschwerden bescheren können. Dieses Protein Gluten ist ein für unseren menschlichen Verdauungsapparat ein schwer verdauliches Protein, das zu Schäden in dem Verdauungstrakt führen kann. Es ist ein sehr wichtiges Allergen; es begünstigt Entzündungen und Immunreaktionen. Auf lange Sicht kann auch ein Leaky Gut Syndrom entstehen. Im Fall von Zöliakie ist Gluten eine direkte Ursache für diese Autoimmunkrankheit.

Zu den glutenhaltigen Lebensmitteln gehören Mehl, Weizenstärke, Paniermehl, Nudeln und alle Backwaren; von Keksen bis hin zu Salzstangen und Brot. Hier haben wir mal so eine Handvoll abgedeckt. Diese Lebensmittel enthalten Kohlenhydrate und auch Gluten. Das darf man nicht vermischen oder mal eben zusammenfassen. Gluten wird auch über Herstellungswege in der Produktion und über bestimmte Bindemittel in Lebensmittel eingeschleust, wo das Gluten vielleicht gar nichts zu suchen hat. Gluten hat einen sehr geringen Nährwert - wir haben also keinen wirklichen Nutzen davon.

Es ist aber für die Verarbeitung bei Mehlen eine super Sache, weil das Mehl, wenn es glutenhaltig ist, in Verbindung mit Wasser einen klebrigen Teig bildet und dafür sorgt, dass wir Brot, Brötchen und sonstige

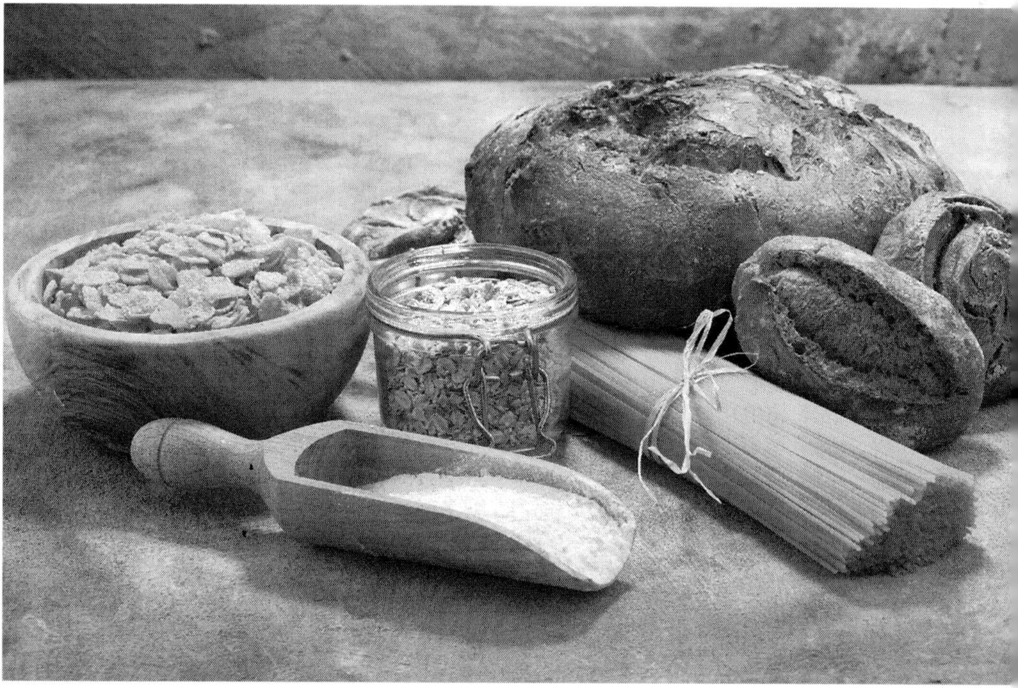

Leckereien auf den Tisch bekommen. Der Teig ist elastisch und er hält gut zusammen. Man hat danach auch diesen Brötchen-Biss und Brot-Biss, wenn man reinbeißt. Wer also schon mal versucht hat mit glutenfreien Mehlen oder Alternativen (Kokosmehl, Buchweizenmehl, Hanfmehl, Leinsamenmehl, Kastanienmehl, Mandelmehl) zu backen, der weiß was für eine Herausforderung das ist das so hinzubekommen, dass es nicht nur so schmeckt wie glutenhaltiges Mehl, sondern eben auch die Konsistenz hat. Und das Auge isst ja schließlich mit. Wenn man einen Pizzateig oder einen Kuchenteig hochhebt und der zerbröselt – da vergeht mir zumindest der Hunger darauf. Außerdem schmeckt es einfach nicht. Aus dem Grund, dass das Gluten, das alles zusammenhält, heißt das Ganze dann auch Klebereiweiß.

Nun ist aber die Frage, was dieses Protein für die Menschen so schwer verdaulich macht. Die Krankheitsbilder, die entstehen, kann man in drei Bereiche aufteilen: zum einen die Zöliakie, die Weizen- und Glutensensitivität und die Weizenallergie. Oftmals werden alle Begriffe mit einer Glutenunverträglichkeit gleichgesetzt sie verursachen allerdings komplett unterschiedliche Beschwerden. Bei Zöliakie haut es einen bei der kleinsten Menge von Gluten in der Nahrung komplett um und man hat mit schweren Symptomen zu kämpfen. Generell ist es so, dass alle drei Formen (Zöliakie, Weizen- und Glutensensitivität und Weizenallergie) wirklich angenehmer auszuhalten sind, wenn Du eine glutenfreie Lebensweise führst. So hast Du die Möglichkeit, dass die Symptome sich bessern.

Generell ist es so, dass wenn Du diese Getreidesorten zu Dir nimmst, Du nicht immer allergisch darauf reagieren musst. Auch als Hashimoto-Patient muss es nicht immer zu spürbaren Momenten kommen. Wenn Du zum Beispiel ein Brot isst, dass Du sofort Bauchschmerzen oder Probleme mit der Schilddrüse bekommst. Es kann auch alles ganz gedämpft im Hintergrund ablaufen, so wie eine Souffleuse im Theater – die sieht man auch nicht, aber der Schauspieler ist super dankbar dafür, dass er sie da vorne sitzen hat, weil sie ihm über bestimmte Textpassagen helfen kann. Bei Gluten ist es dann allerdings auch so, dass es aus unterschiedlichen Proteinen besteht und das auch noch bei jeder Getreideart unterschiedlich ist. Somit ist die genaue Auswirkung des Getreides relativ schwer festzustellen.

Das Gluten setzt sich zusammen aus Prolaminen - die kann man in Alkohol lösen - und aus Gluteinen - die sind in Alkohol nicht löslich - und je nach Gattung werden diese Fraktionen auch anders bezeichnet. Bei Weizen spricht man von Gliadinen und Gluteninen. Beide Fraktionen bestehen hier wiederum aus vielen verschiedenen, nämlich an die 100 Einzelkomponenten. Aufgrund der unterschiedlichen Genvarianten kann hier wirklich jede angebaute Weizensorte anhand der Zusammensetzung ihrer Proteinreserven identifiziert werden, hat also einen eigenen Fingerabdruck. Das kann aber auch für Dich mit einer Glutenunverträglichkeit ein Problem darstellen, weil es halt wirklich in jedem Weizen eine andere Dosis von Gluten gibt.

Wie bauen wir diese Prolamine zum Beispiel ab? Prolamine sind die gleichen Sachen wie Gliadine im Weizen, sie sind reich an Prolin und Glutamin. Das sind zwei schwer verdauliche Aminosäuren, die zu den nicht essentiellen Aminosäuren gehören, da sie der Körper selbst synthetisieren kann. Es ist allerdings der hohe Prolin- und Glutamingehalt im Gluten, der einen vollständigen Abbau dieser Proteine durch die Verdauungsenzyme verhindert. Das führt dann dazu, dass über einen längeren Zeitraum toxische Oligopeptide (das sind Proteine mit bis zu zehn Aminosäuren) im Dünndarm vorhanden sind. Abgebaut wird das Ganze dann mit Hilfe einer Oxidase, die Prolin über die Vermittlung von Glutamate-5-semialdehyde in Glutaminsäure umwandelt. Und diese Glutaminsäure muss wiederum in Glutamin umgewandelt werden, damit sie wiederum zum Gehirn transportiert werden kann, wo sie dann zur Synthese von Protein benötigt wird. Also alles unheimlich kompliziert. Wenn wir uns also das ganze Gluten ersparen, geben wir unheimlich viele Ressourcen frei und haben die Möglichkeit, etwas leichter zu leben.

Bei dauerhaftem Kontakt bzw. bei langanhaltender Aufnahme von Gluten kann ein sogenanntes Leaky Gut Syndrom entstehen.

2.3 Was ist ein Leaky Gut Syndrom?

Das Leaky Gut Syndrom kannst Du Dir so vorstellen: Die Darmschleimhaut ist aus Maschen, wie ein Netz, ein sehr dichtes Netz. Und wenn nun das Leaky Gut Syndrom entsteht, werden diese Maschen größer und größer und ein sogenannter löchriger Darm entsteht. Und aufgrund dessen sind noch mehr Entzündungsbereiche in Deinem Darm zu finden. Das kann man sich so vorstellen: wenn ein Fischer fischen geht, dann nimmt er ein Netz, und je größer die Löcher sind, desto mehr kleine Fische flutschen dadurch und verschwinden wieder.

Der Fischer will aber alle Fische haben. Also ist der Fischer jetzt wieder damit beschäftigt, sein Netz ein bisschen engmaschiger zu machen. Ein bisschen dichter zu knüpfen, er hat aber keine Ressourcen mehr, sich um die Nahrung zu kümmern, nur um seine Fische. Die können nicht mehr geputzt werden, sie können nicht mehr an Land gebracht werden. Der Fischer ist die ganze Zeit damit beschäftigt, aus diesem Netz wieder so ein Fischernetz zu machen. Genauso ist das mit Deiner Darmschleimhaut, die nun mehr damit beschäftigt ist, die Löcher zu stopfen und darauf zu achten, dass nichts hindurchkommt, als dafür zu sorgen, dass alle Nährstoffe aus Deiner Nahrung aufgenommen werden.

Hier kann es dann zu ganz großen Stoffwechselproblemen kommen. Es können Darmbakterien in die Darmschleimhaut eindringen, die da nicht reingehören. Nützliche oder schädliche Darmbakterien können hier also auch zu Entzündungen führen, sodass früher oder später auch ganz große Probleme auftreten können, unter anderem auch Hashimoto und weitere Autoimmunkrankheiten, zum Beispiel Typ 1 Diabetes oder weitere Sachen. Aufgrund dieser ganzen Leaky Gut Geschichte können Allergien entstehen, weil der Körper einfach bestimmte Sachen im Blut nicht als eigene Sachen erkennt, sondern Antikörper bildet und dagegen vorgehen will.

Und schon gibt es da ein großes Durcheinander. Viel schlimmer ist allerdings wirklich diese andauernde Entzündung, weil der Körper immer wieder darauf bedacht ist, dieses Netz, was immer wieder aufreißt, wieder zuzumachen. Und wenn Du dann mehrere Stellen hast, wo solche Löcher auftauchen, dann hat der Darm echt genug zu tun. Und das ist das, was wir eigentlich nicht wollen. Der Darm soll damit zu tun haben, die Nährstoffe herauszuziehen und dafür zu sorgen, dass alles das, was Du brauchst, um gesund zu leben, auch bei Dir im Körper landet und nicht die Stoffe, die Dich krank machen in den Blutkreislauf gelangen, wie zum Beispiel Darmbakterien oder andere Eiweiße, die da rausflutschen können, die Dein Körper so nicht verarbeiten kann.

Wenn Du Beschwerden hast, dann kann oder muss es nicht immer nur am Gluten allein liegen. Die Milch – die hat es in sich, tatsächlich. Wenn es Dir also nicht gut geht, dann ist es …

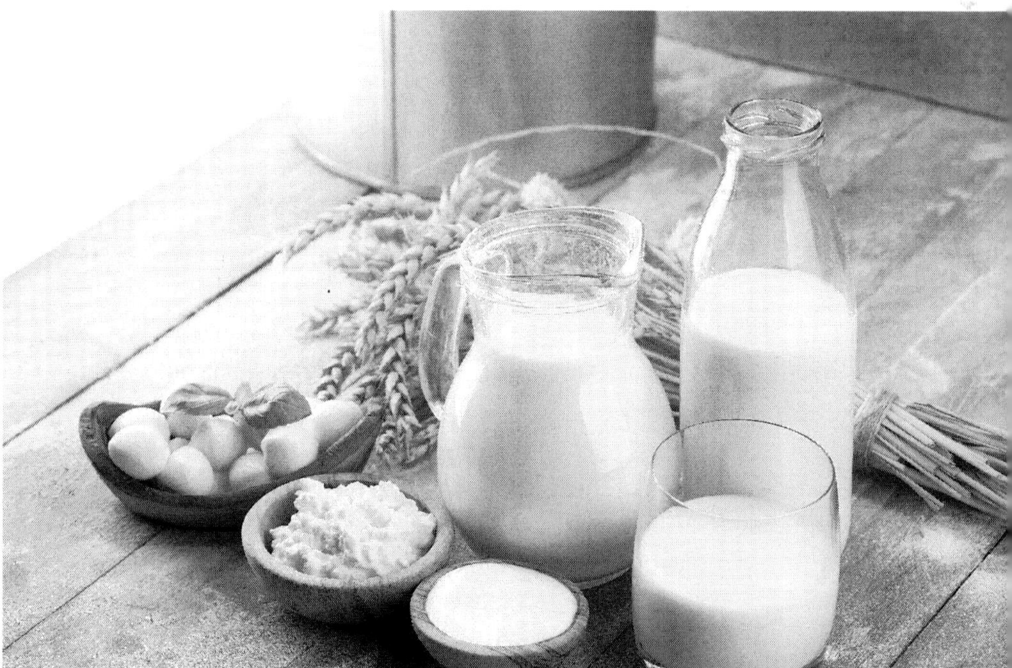

2.4 ... vielleicht auch die Milch.

... vielleicht auch die Milch.

Die Milch ein weiteres Puzzleteil im großen „Leichter Leben mit Hashimoto Puzzle". Die Milch, im speziellen die Kuhmilch kann für viele Beschwerden ein Auslöser sein. Bei mir war sie mit für meine Allergien verantwortlich.

Ich trinke also keine Kuhmilch, im Übrigen auch keine Ziegen, oder Schafsmilch.

Denn wie es der Name schon KUHmilch. Das ist für ein Kalb, damit dieses schnell wächst. Wenn Du mal vergleichst, eine Kuh muss innerhalb kürzester Zeit wachsen - damit sie schnell stehen kann, damit das Kalb wirklich wächst und eigenständig ist. Was passiert mit dem Menschen beim Stillen oder Füttern? Der wächst nicht schnell, da wächst erst das Gehirn schnell. Deswegen kriegt das Baby auch die Milch von der Mama - die Muttermilch - und keine Kuhmilch. Und aus dem Grund bekommt auch das Kalb die Kuhmilch, damit es eben schnell wachsen kann. „Milch macht Dich groß und stark!" - Prinzipiell ist an diesem Spruch nichts falsch, wenn man gerade Säugling oder Kalb ist und Muttermilch, oder im Falle des Kalbes, Kuhmilch zu sich nimmt. Bereits 2006 hat eine Harvard Studie aufgedeckt, dass Kuhmilch wie wir sie im Supermarkt finden nicht gut für uns ist! Ganz im Gegenteil sogar - sie ist hoch Krebs erregend.

Natürlich ist Milch reich an Eiweiß, Kalzium oder Magnesium und enthält auch noch Zink, Jod und verschiedene B-Vitamine. Das Schlimme ist aber der erschreckend hohe Anteil von weiblichen Geschlechtshormonen. Wissenschaftler fanden heraus, dass die Sterberate Krebskranker mit Milchkonsum stieg. Darüber hinaus stieg, beispielsweise in Japan, in den vergangenen 50 Jahren mit wachsendem Konsum von Milchprodukten auch die Zahl der an Prostatakrebs Verstorbenen von fast Null auf heute sieben pro 100.000 Menschen. Auch auf Brustkrebserkrankungen hatte der Konsum Auswirkungen. Die Milch, die Du in Discounter und Supermärkten bekommst, hat nichts mehr mit dem eigentlichen natürlichen Produkt zu tun.

Durch Behandlungsmethoden, um die Haltbarkeit zu verlängern oder den Fettgehalt zu reduzieren, werden alle letzten guten Bestandteile der Milch eliminiert.

Wenn Du mehr zu dem Thema lesen möchtest, findest Du hier einen Artikel zur Studie: https://news.harvard.edu/gazette/story/2006/12/hormones-in-milk-can-be-dangerous/

Die Muttermilch von jeder eigenen Spezies ist eben auf diese Spezies abgestimmt. Oder hast Du schon mal eine Kuh eine Ziege säugen sehen? Oder einen Hund an einer Katze säugen sehen? Oder eine Maus an einer Katze? Klar, der Vergleich Katz und Maus hinkt vielleicht etwas. Aber der Mensch ist wirklich das einzige Säugetier, das mir bekannt ist, dass die Muttermilch von einem anderen Tier trinkt. Das ist ja nicht nur die Kuhmilch, wir trinken ja auch gerne mal eine Ziegenmilch, dann darf es auch mal Schafsmilch sein. Wozu? Wir brauchen das nicht!

In dem Moment, in dem das Baby abgestillt ist, brauchen wir auch keine Milch mehr. Wir können gerne mal auf Pflanzenmilch zurückgreifen, die dann nicht mehr Milch heißt, weil sie ja mit der Milch an sich nichts mehr zu tun hat. Mandeldrink, Haferdrink, Cashewdrink, Haselnussdrink – selbst zubereitet überhaupt kein Problem und total lecker.

Ich für meinen Teil verzichte seit über fünf Jahren komplett auf Milchprodukte und mir geht's super. Ich lebe und ich habe sogar meine Allergien dadurch beseitigen können. Ich habe keine Allergien mehr. Ich hatte vorher eine Birken-Gräser-Pollen-Allergie. Das ging so weit, dass meine Frau – wenn wir nicht umgezogen wären – in der nächsten Saison die Birken hätte fällen lassen. Es ging einfach gar nicht mehr, ich konnte nicht mehr aus dem Haus, ich konnte nicht mehr aus den Augen schauen. Wir sind dann umgezogen und hier in der neuen Gegend sind keine Birken mehr. Aber ich brauche auch gar keine Allergiemedikamente mehr, weil ich meine Ernährung umgestellt habe.

Keine Milch, kein Gluten, kein Zucker - super!

Daher kann ich nur empfehlen: KEINE MILCH DU KNILCH, MILCH GEHÖRT INS KALB. Lass die Milch und Milchprodukte aus Deinem Alltag verschwinden und prüfe ob/ wie sich Dein Befinden verändert.

Folgendes Buch zum Thema kann ich Dir sehr ans Herz legen:

Don't Drink Your Milk (Englisch) von Frank A Oski - https://amzn.to/3aHpYnz

Hier noch ein REZEPT, wie Du Deine Milchalternative künftig selbst herstellen kannst:

2.5 REZEPT Für Deine Milchalternative

Mandelmilch

Zubereitungszeit: 5 Minuten plus 12–18 Stunden Ziehzeit

ZUTATEN:
Für ca. 800 m
200 g Mandeln
Honig
gemahlene Vanille nach Belieben

ANLEITUNG:

1. Mandeln in einem Sieb gut abwaschen. Zusammen mit 1 l Wasser in eine große Schüssel geben, mit einem Tuch abdecken und 12 – maximal 18 Stunden einweichen.
2. Mandeln abgießen, in einem Sieb nochmals abwaschen und im Mixer oder der Küchenmaschine auf höchster Stufe zerkleinern.
3. 1 l Wasser und Honig nach Bedarf sowie nach Belieben etwas gemahlene Vanille zugeben hinzu gut vermischen.
4. Anschließend die Milch durch ein feines Küchensieb absieben, in einen geeigneten Behälter umfüllen und im Kühlschrank lagern. Die Mandelmilch hält sich dort 3–4 Tage.
5. Herzhafte Variante: probiere anstatt des Honigs und der Vanille andere Gewürze oder etwas Salz aus.

Kommen wir zum nächsten Bestandteil unserer täglichen Nahrung, der uns jedoch in sehr viel mehr Lebensmitteln begleitet, als uns bewusst ist. Zucker...

Zucker ist aus unserer heutigen Ernährung, wenn man sich überwiegend aus fertigen Nahrungsmitteln ernährt, nicht mehr wegzudenken. Selbst in Baconslides finden wir ihn. Aus diesem Grund ist es mir wichtig in diesem Kapitel aufzudecken hinter welchen Namen sich der Zucker verstecken kann und wie man das umgehen kann.

2.6 DIE 1000 NAMEN DES ZUCKERS

Maltodextrin, Dextrose, Glucose, Sirup, HFCS, Invertzucker, Isoglucose, Stärkesirup usw. Es gibt bereits über 50 verschiedene Bezeichnungen von Zucker!!! In einem Großteil der produzierten Lebensmittel ist irgendwo, irgendwie Zucker drin. Niemals! Doch! Es ist nur nicht immer als Zucker deklariert. Hast Du schon mal etwas von Maltodextrin, Glucose Sirup usw. gehört - auch das ist ZUCKER, wird nur nicht so bezeichnet - weg damit!

Die Industrie setzt mittlerweile verstärkt auf verschiedene Zuckersirupe, die billiger in der Herstellung sind, sich besser verarbeiten lassen UND Du erkennst nicht immer und sofort, dass es sich um Zucker handelt.

Durch den ständigen Zuckerkonsum wird Deine Bauchspeicheldrüse enorm gefordert - wenn nicht sogar überfordert - um mit dem Insulin, Deinen erhöhten Blutzuckerspiegel wieder zu drosseln. Gelingt das nicht, können u.a. Folgeerscheinungen auftreten:

- Diabetes Typ 1,
- Diabetes Typ-2 (auch bekannt als Altersdiabetes)

und wiederum deren Folgeerscheinungen wie

- Herzinfarkt,
- Schlaganfall,
- Nierenversagen

Eine logische Folge aus diesem übermäßigen Zuckerkonsum ist: – DU wirst FETT! Also nimm Dir ein Herz und einen Müllbeutel und entsorge den ganzen Mist.

Bitte nimm auch keinen Süßstoff oder ähnlichen Dreck! Du kannst mit Honig (in Maßen) süßen. Hier gebe ich Dir mal eine kleine Anekdote mit auf den Weg: In der Urzeit, kam es auch hin und wieder vor, dass der Jäger ein Bienennest fand (das ursprüngliche Honigglas). Nun konnte er jedoch nicht so wie wir heute einfach das Glas öffnen und sich löffelweise das Gold der Bienen in seine Mahlzeit mischen, er musste warten. Warten darauf, dass die Bienen entweder alle auszogen, um Blütenstaub zu sammeln oder warten bis das Bienenvolk ausgestorben war. Seine Beute: Nicht mehr als ein kleines Glas Honig. Mit diesem Honig konnte er dann seine Speisen süßen. Bedenke also bitte, viel hilft nicht viel. Ein alternatives Süßungsmittel ist die...

2.7 Dattelcreme:

Zutaten:
200g Datteln (ohne Stein)
300g Wasser

Zubereitung:
1. Wasser mit den Datteln in einen Behälter geben und über Nacht einweichen lassen.
2. gib die Datteln zusammen mit dem Einweichwasser nun in eine Küchenmaschine und mixe beides gut durch, bis Du eine weiche, klumpfreie und samtige Konsistenz erzielt hast.

Zucker, industriell hergestellter Zucker sorgt nicht nur dafür, dass Du fetter werden kannst. Zucker ist auch ein Vitaminräuber. Bei der Verdauung von Zucker werden Mineral- und Vitalstoffe benötigt, insbesondere Vitamin B. Dazu eine kurze Exkursion: In Weißmehl, poliertem Reis und auch im Haushaltszucker ist kaum Vitamin B vorhanden. Hier wird das Vitamin B bereits im Herstellungs- und

Verarbeitungsprozess entfernt. Die notwendigen B Vitamine holt sich der Körper nun aus Deinen Vorräten, die bei dem wasserlöslichen Vitamin B sowieso schon spärlich sind.

Dadurch, dass Vitamin B auch für viele andere Stoffwechselvorgänge gebraucht wird, fehlt es also für diese wichtigen Vorgänge. Verbrauche es also nicht gedankenlos, denn es ist in einer modernen Nahrung kaum vorhanden. Kommt Dein Körper in einen Mangel, so erlangst Du schnell Konzentrationsstörungen, schwächst Deine Nerven und wirst so gereizter - Stimmungsschwankungen sind also vorprogrammiert.

Wenn Dein Körper Zucker in Energie umwandelt, wird nicht nur Vitamin B verbraucht. An diesem Vorgang sind auch Mangan, Zink, Chrom und Magnesium beteiligt. Zink und Chrom werden benötigt, um die Wirkung des Insulins zu optimieren. Doch auch hier ist das Problem, dass Zucker kein Mangan, Chrom oder Zink beinhaltet und es sind nur winzige Spuren von Magnesium vorhanden. Alles was für

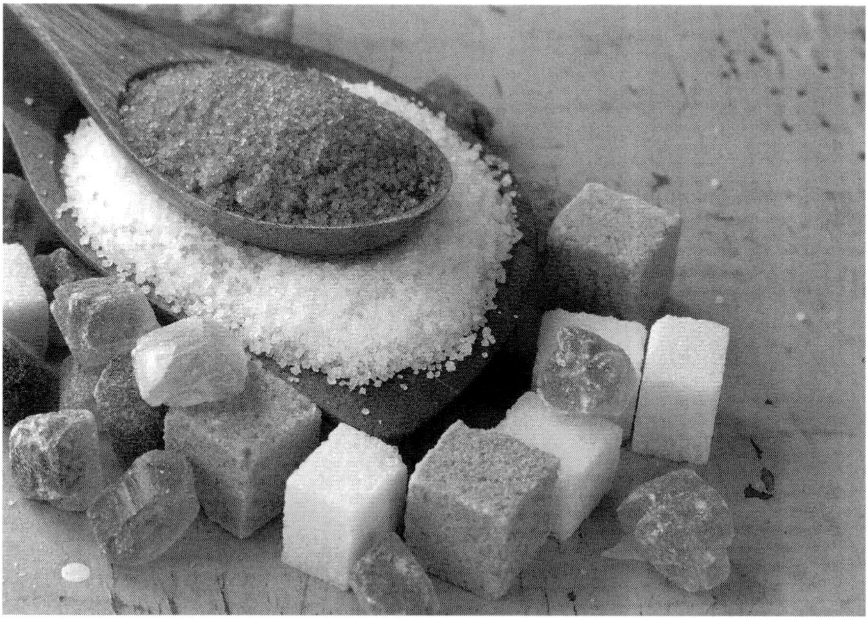

die Umwandlung gebraucht wird, holt sich der Körper aus seinem Speicher. Siehst Du bereits, warum es wichtig ist, auf die Zufuhr von Nahrungsergänzungsmittel zu achten?! Später mehr dazu 😉

Neben dem Raub der Vitamine sorgt Zucker auch für Heißhungerattacken auf eben diesen. Doch wie kann das passieren? Was ist da los?

Wir schauen uns mal vier Auslöser für Heißhungerattacken an:

- Blutzuckerspiegelschwankungen
- Seelische Gründe
- Darmpilze
- Zuckersucht

2.8 Wie kommen diese Blutzuckerspiegelschwankungen zustande?

Ist zu viel Zucker in der Nahrung, wird zu viel Insulin ausgeschüttet und der Blutzuckerspiegel fällt – Du kommst in einen Unterzucker.

Versorge Dich in solchen Fällen lieber mit Lebensmitteln, die einen niedrigeren Glykämischen Index haben, die dadurch dafür sorgen, dass Dein Blutzucker nicht so stark beeinflusst wird.

Wie erkennst Du nun solche Blutzuckerspiegelschwankungen?

Sie äußern sich ähnlich wie Symptome einer Unterzuckerung:

- Herzklopfen
- Schwindel
- Schneller Puls
- Zittern
- Kopfschmerzen
- Übermäßiges Schwitzen
- Heißhunger Symptome – meist auf Süßes
- Nervosität und Konzentrationsstörungen
- Gereiztheit und Aggressivität

2.9 Was kannst Du gegen Blutzuckerschwankungen tun?

Du kannst bei der Wahl Deiner Lebensmittel künftig darauf achten, dass Du solche wählst, die eben diesen Blutzuckerspiegel nicht so schnell beeinflussen. Sie sollten den Spiegel langsam ansteigen lassen und dann auch wieder langsam sinken lassen. Ist Dir schon mal aufgefallen, dass wenn Du Kartoffeln isst, Du schneller müde, träge oder energielos wirst, als bei anderen Mahlzeiten?! Ersetze die Kartoffel mal durch Süßkartoffel, Karotte oder Pastinake und beobachte den Unterschied. Du wirst begeistert sein.

Seelische Gründe wie Stress oder Trauer aber auch die Selbstbelohnung können Dich rund um Heißhungerattacken auch beeinflussen. Meist haben diese ihren Ursprung in der Kindheit.

Ein Darmpilzbefall ist nicht selten ein weiterer Grund für Heißhungerattacken. Meistens handelt es sich hier um Candida Albicans. Diese Pilze nähren sich bevorzugt von Zucker und leider vermehren sie sich auch bei überwiegendem Zuckerkonsum explosionsartig. Candida Albicans bringen Deine Darmflora aus dem Gleichgewicht. Das eigentlich Verrückte ist, dass je größer die Darmpilzpopulation dieser Sorte ist, desto größer Dein Hunger auf Süßes ist. Du hast also in regelmäßigen Abständen Heißhungerattacken auf Süßes ohne dass Du es bewusst steuern kannst.

Wie kannst Du - abgesehen von immer wieder auftretendem Heißhunger - feststellen, ob Du solche Darmpilze in Dir hast? Da möchte ich Dir gern den Test von Cerascreen empfehlen. Mit diesem Test kannst Du bequem von Zuhause aus testen, ob Du einen Candidabefall hast.

Den Test findest Du hier unter „Selbsttests“ https://hashimoto-mentor.de/cerascreen mit dem Code: PETER12 erhältst Du hier auch einen Rabatt von 12%.

2.10 Was kannst Du tun, sobald Du bemerkst, dass Du von einem Darmpilz begleitet wirst?

Das ist recht einfach –

Schritt 1: Stell Deine Ernährung um

Schritt 2: meide Zucker und zuckerhaltige Lebensmittel

Schritt 3: mach eine Darmsanierung

Zu Schritt 1 und 3 werde ich Verlauf des Buches noch ein paar Informationen geben.

2.11 Gibt es eine Zuckersucht?

Der letzte und vierte Auslöser von Heißhungerattacken ist die Zuckersucht. Nun können die Gründe der Zuckersucht nah am Candidabefall liegen – müssen sie aber nicht. Bei einer Zuckersucht hast Du Deinen Zuckerverzehr nicht mehr unter Kontrolle. Im Grunde möchtest Du keinen Zucker mehr verzehren, Du willst das Süße nicht mehr – machst aber trotzdem. Verbunden mit dem Verzehr ist dann ein ordentliches schlechtes Gewissen. Das Gefährliche bei der Zuckersucht ist, dass ein „Rückfall“ immer wieder geschehen kann und dann fährst Du ach mal an einem Sonntagabend zur Tankstelle und kaufst Dir dort die Schokolade., weil Du Zuhause keine mehr hast – kommt Dir bekannt vor?

Die Zuckersucht entsteht in unserem Gehirn, weil die Serotonin- und Dopaminspiegel durcheinander sind. Entweder ist der Serotoninspiegel zu niedrig und der Dopaminspiegel zu hoch oder beide Spiegel sind zu niedrig. Nimmst Du nun Zucker zu Dir, dann erhöht das den Dopamin-Serotoninspiegel und das macht glücklich und dieses Glücksgefühl macht süchtig.

Aus dieser Zuckersucht gibt es glücklicherweise auch Wege, von denen ich Dir in diesem Teil des Buches ein paar aufzeigen möchte.

Eins vorab, ich empfehle hier die „ganz-oder-gar-nicht" Strategie – hier meine 10 Tipps dazu:

1. Meide den Tagesstart mit süßen Sachen – iss lieber herzhaft
2. Keine gezuckerten Getränke
3. Iss bevorzugt Lebensmittel mit niedrigem glykämischen Index
4. Studiere die Etiketten Deiner Lebensmittel und lass die mit Zucker drin weg
5. Such Dir Alternativen für Süßspeisen
6. Verwende keine Fertiggewürzmischungen
7. Iss proteinreicher
8. Trainiere – das Training Deiner Muskulatur erhöht Deinen Serotoninspiegel
9. Halte Dich so gut und so oft wie möglich draußen auf
10. Geh nicht hungrig einkaufen
11. Mach beim Einkauf einen Bogen um die Regale mit den süßen Dingen, bei denen Du schwer „NEIN" sagen kannst

2.12 Womit kannst Du jetzt noch süßen?

Gibt es denn Alternativen? Ja, die gibt es. Sie sollten meiner Meinung nach gesund und auch unbedenklich sein.

Doch was bedeutet das? Du kannst dieses Süßungsmittel in großen Mengen, ohne Nachteile essen.

Welche Alternativen sind Dir bekannt?

Bis auf Honig gibt es keines dieser Süßungsmittel in der freien Natur-alle weiteren sind industriell ver- oder bearbeitet.

In der Natur findest Du nur selten die Menge an Honig, die Du gern in Rezepten zum Kochen oder Backen verwendest – oft neigt der Koch oder die Bäckerin dazu den Honig in der gleichen Menge zu nutzen wie vorher den Zucker – das ist ein Fehler, denn auch hier gilt: Vorsicht mit der Dosierung –die macht das Gift. Auch der Honig kann in zu hohen Mengen bspw. Zahnschäden verursachen. Achte bitte darauf, den Honig, wenn Du die gesundheitlichen Vorteile nutzen möchtest, nicht zu stark zu erhitzen.

Zu guter Letzt möchte ich Dir in diesem Kapitel noch eine Frage beantworten, die ich so häufig gestellt bekomme:

2.13 Was haben Hafer, Reis, Reiswaffeln und Wattebällchen gemeinsam?

Ok, das mit den Wattebällchen hat mich noch keiner gefragt 😉

Was ist mit Reis und Hafer? Reis ist doch glutenfrei, und Hafer ist doch glutenfrei. Und diese Frage, ob das glutenfrei ist, kann man mit einem ganz klaren „Ja, aber" oder auch mit einem dezenten „Ja, nein vielleicht" beantworten.

Zu beschwerdefreierem und leistungsfähigerem Leben gehört natürlich auch, dass das Immunsystem komplett rund läuft, dass nicht der Körper durch irgendwelche Entzündungen abgelenkt ist, die bekämpft werden müssen, sodass er sich wirklich auf seine Genesung und auf das Leben an sich konzentrieren kann.

Fangen wir mit dem Reis an. Ist Reis gesund? Ist der Reis glutenfrei? Da wollen wir mal nachhaken. Ja, der Reis ist glutenfrei, obwohl er ein Getreide ist. Beim Reis ist es allerdings so, dass der Reis sehr viele sogenannte Antinährstoffe beinhaltet, die als Schutz vor Fressfeinden dienen. Ich habe es schon mal mit der Mandel erklärt: Kommt ein Reh, frisst eine Mandel, und wenn das Reh dann anfängt und fünf, sechs, sieben, acht, neun oder zehn Mandeln frisst, dann hat auch die Mandel mit der Phytinsäure einen Schutz gegen Fressfeinde, sodass dem Reh vielleicht nach fünf Mandeln schlecht wird und es sich sagt „Och nee, ich mache dann weiter mit den Haselnüssen". Also als Überlebensschutz der Pflanze hier Antinährstoffe eingebaut. Gar nicht mal so gut für das Reh.

Generell ist es so, dass es beim Reis sogenannte Trypsin Inhibitoren gibt, die es dem Menschen verhindern oder es erschweren, Eiweiße aufzuspalten und entsprechend zu verdauen. Das ist gerade bei Hashimoto eine Sache, die, wenn das Leaky Gut Syndrom vorhanden ist, das Syndrom wieder befeuert und es dem Darm schwerer macht, vernünftig zu arbeiten. Aus dem Grund sollte der Reis gemieden werden. Der Reis an sich ist auch nicht so nährstoffreich, sodass er hier eigentlich aus einer nährstoffreichen Ernährung und aus einer gesunden Ernährung direkt gestrichen werden kann, sodass wir mit dem Reis soweit durch sind.

Man kann mal Reis essen. Ja, wenn jetzt im Sushi beispielsweise Reis drin ist und Du das willst, dann kannst Du das auch gerne machen. Hier ist auch wieder die Dosis entscheidend. Wie viel, wie oft? Als Ausnahme kann man da natürlich auch mal zum Sushi greifen.

Als Nächstes widmen wir uns dem Hafer. Man hört ja so oft das Sprichwort „Den hat der Hafer gestochen." Der Hafer sticht jetzt zwar nicht, es soll ein gesundes Getreide sein, wohl das gesündeste aller Getreide. Es hat einen sehr beeindruckenden Nährstoffgehalt, hat viele Vitamine und Mineralstoffe, ist also hier, was die Getreidesorten angeht, sehr weit vorne. Es reiht sich allerdings neben Gerste, Roggen und Weizen in die Sorten der Getreide ein und kann, je nachdem wie der Hafer verarbeitet wird, natürlich auch Spuren von Gluten enthalten. Das ist allerdings auch wieder so eine Sache. Es sind Glutenbestandteile. Es ist also kein richtiges Gluten dran oder drin. Je nach Verarbeitung kann dann auch der Hafer die Verdauung ein klein wenig beeinträchtigen.

Wenn man jetzt allein zur Glutenunverträglichkeit geht bzw. Zöliakie hat und sagt „Ich möchte den Hafer lieber meiden", da scheiden sich die Geister, weil auch die Deutsche Zöliakie Gesellschaft hier zu einem „Ja" tendiert, aber eben auch nur tendiert, weil, wie eben schon gesagt, es wichtig ist, wo der Hafer verarbeitet wurde. Ist er vielleicht in der Mühle verarbeitet worden? Oder in der Produktionsstätte, wo schon Gluten – ich sag jetzt mal so in der Luft umherschwirrt – also relativ einfach dargestellt. Wenn in der Mühle schon Gluten verarbeitet wird, dann sollte man den Hafer auch meiden.

Ansonsten ist es in der Tat so, dass der Hafer sich hier auch nicht unbedingt positiv auf Deine Darmflora auswirkt. Es ist wichtig, wie Dein Verdauungssystem diesen Hafer verarbeitet. Wie kommt er damit zurecht? Das muss man dann nach einer Ernährungsumstellung sehen. Ich empfehle immer, bei einer Ernährungsumstellung erst einmal auf alles zu verzichten, wo man auch nicht hundertprozentig sicher ist, ob Gluten drin ist oder nicht. Und dann kann man beispielsweise auch den Hafer wieder einschleichen, um generell nur mal zu schauen, wie es einem bekommt. Den Hafer vorher gut einweichen, schauen, dass er auch wirklich frei von glutenhaltigen Produkten ist, sicherstellen, dass er in der Mühle verarbeitet wurde, wo kein Gluten verarbeitet wird und dann natürlich schauen, in welchem Zusammenhang der Hafer mit anderen Mahlzeiten z. B. mit anderen Lebensmitteln zu sich genommen wird. Und dann gilt es, einfach auf sich selbst zu hören und auf sich selbst zu achten. Das Bauchgefühl sollte hier im wahrsten Sinne des Wortes nicht vernachlässigt werden.

Ich hoffe, ich konnte Dir ein klein wenig eine Antwort darauf geben, was wir mit Hafer und Reis machen. Auf keinen Fall Reis bei Hashimoto, auch von Reiswaffeln würde ich abraten. Da kann man auch gut und gerne – bitte nicht falsch verstehen – Watte essen. Das Problem bei der Watte ist halt einfach, dass sie im Mund fusselt aber wahrscheinlich annähernd die gleiche Nährstoffdichte hat, wie die Reiswaffel.

Kapitel 3

Bewegung

Bewegung, nicht unbedingt Sport, ist ein weiteres Puzzleteil, das Dir helfen kann, ein leichteres Leben mit Hashimoto leben zu können. Bewegung muss nicht immer Sport sein. Durch Bewegung wird Dein Kreislauf aktiviert, der Stoffwechsel wird beschleunigt. Dadurch unterstützt die Bewegung Dich natürlich auch dabei wieder abzunehmen, bzw. Dein Gewicht unter Kontrolle zu bekommen. Zusätzlich ist Bewegung auch essentiell, um ein Wohlgefühl zu schaffen, somit also mehr Lebensfreude sicherzustellen.

„Aber Peter," höre ich Dich jetzt schon fragen, „darf ich denn mit Hashimoto überhaupt Sport treiben?"

Das bin in ich schon öfter gefragt worden. Ich frage mal zurück: „Darfst Du? Möchtest Du? Kannst Du?" Denn das solltest Du als Erstes unterscheiden.

Ich denke - dürfen?

Natürlich!

Können?

Das ist abhängig von Deiner aktuellen Verfassung.

Möchten?

Das ist wieder abhängig von dem, was Du erreichen willst. Möchtest Du Dich Deinem Hashimoto hingeben und morgens weiterhin nicht mehr aus dem Bett kommen oder tagsüber das Suppenkoma nicht überleben und dann von dem Mittagsschlaf direkt fließend übergehen in den Nachtschlaf? Dann möchtest Du wahrscheinlich keinen Sport machen.

Möchtest Du Dein Hashimoto in den Griff bekommen, dann gehe ich einfach mal davon aus, dass Du neben einer Ernährungsumstellung zu einer gesunden Ernährung hin und individuellen Entspannungstechniken für Dich auch gern Sport machen möchtest und aktiver werden willst, um für Dich das Optimum herauszuholen, um für Dich wirklich ein optimales Leben mit Hashimoto führen zu können.

Ich denke, dass es auch wichtig ist zu unterscheiden: Sport, den ich mal so nebenbei mache.

Also: Die Treppen ein kleines bisschen schneller hoch flitzen, anstatt den Fahrstuhl zu nehmen. Die 1.000 Meter zum Supermarkt eben nicht mit dem Auto zu fahren für den kleinen Einkauf, sondern zu Fuß zu gehen. Das allein ist schon körperliche Betätigung außerhalb der heutigen Norm. Und dann ist man eigentlich schon fast unnormal, wenn man das macht.

Kurze Strecken zu Fuß gehen oder mit dem Fahrradfahren, anstatt mit dem Auto. Das ist eine Entscheidung, die Du nur Du für Dich fällen kannst.

Die andere Seite ist der Leistungs- oder gar Hochleistungssport. (bspw. einen Marathon laufen). Da haben wir dann plötzlich zwei verschiedene Paar Schuhe, die so zusammen nicht an einen Körper passen.

Untrainiert würde ich sowieso generell davon abraten, sofort in Hochleistungssport einzusteigen. Wenn Du dann noch weißt, dass Du schon Vorerkrankungen oder Begleiterkrankungen, vielleicht sogar Herzprobleme oder ähnliches hast, dann solltest Du definitiv einen Arzt vorher zurate ziehen. Solltest Du schon Stoffwechselerkrankungen wie Diabetes haben oder rheumatische Probleme, Leberprobleme oder Darmerkrankungen, dann solltest Du definitiv vorher mit Deinem behandelnden Arzt Rücksprache halten, wie es denn mit der sportlichen Betätigung aussieht.

Generell kann ich jedem nur raten, wenn er denn Sport machen möchte, also einen gemütlichen Sport, einen Sport, der Dich nicht bis zum letzten auspowert, sich ein kleines Zimmertrampolin anzuschaffen und da mehrfach am Tag ein paar Minuten einfach hüpfen.

Das bringt den Kreislauf in Schwung und fördert Deine Gesundheit, die Durchblutung, unterstützt Dich auch in Deinem Bewegungsapparat. Die Muskeln werden wieder gefordert und auch gefördert, sodass hier wirklich schon ein guter Schritt getan ist.

Bist Du Dir unsicher, dann mach einen kurzen „Check up" beim Arzt Deines Vertrauens. Hast Du dann einen Sport gefunden, der Dir zusagt, dann „los geht`s!" und „Sport frei!". Wichtig ist, dass es Spaß macht. Macht es keinen Spaß, dann solltest Du ein großes Ziel haben, dass Dich ordentlich motiviert. Ich bin 2019 bei einen 10 km Lauf gestartet. Nicht weiter schlimm, doch eins musst Du wissen: ICH HASSE LAUFEN. Für mich waren die Wochen vor dem Lauf in Hannover echt harte Überwindung, dann jedes Mal wieder loszulaufen und Training zu machen.

Aber ich habe mich angemeldet und mir gesagt: „Da laufe ich mit. Also nützt es nichts. Muss ich mich halt entsprechend vorbereiten." Ich bin gestartet und auch gelaufen und was soll ich sagen: Beim nächsten Mal bin ich wieder dabei!

Such Dir also eine Sportart aus, die Dir zusagt. Nutze dann am besten die Tageszeit, die Dir am angenehmsten scheint... und los! zusagt.

Gerade mit Hashimoto oder mit einer Krankheit solltest Du da ein bisschen mehr auf Dich achten, auf Dich hören. Wenn es dann heute mal kein Sport ist, dann ist es mal kein Sport.

Hast Du Dir jedoch ein Ziel gesetzt, dann sollte dieses „sollte" natürlich die Ausnahme bleiben.

Achte einfach auf Deinen Körper, höre auf Deinen Körper und Du wirst eine ganze Menge Spaß haben, Du wirst eine ganze Menge

Freude haben, neben einer gesunden Ernährung, Dich da wieder auf Vordermann oder Vorderfrau zu bringen.

So, nun kannst Du gerne mal das Buch aus der Hand legen, den Tag noch mit etwas Bewegung genießen. Geh mal raus. Beweg Dich draußen ein bisschen. Geh mal eine Runde um den Block. Hast Du einen Hund, dann geh mal Gassi.

Apropos „Gassi gehen!“ Stelle den Gassigehservice ab und wenn Du aufgrund körperlicher Gebrechen oder körperlicher Beeinträchtigungen eben keinen Sport machen kannst oder denkst, Du kannst keinen Sport machen, weil es zu anstrengend ist, dann versuche einfach kleinste Sachen mit in Bewegung zu integrieren.

Besorge Dir wie eben schon beschrieben ein Zimmertrampolin oder einfach etwas, was Du zu Hause nutzen kannst, um Sport zu machen.

Der Sport ist nicht nur Anstrengung, Sport kann auch Freude sein.

3.1 Einsteiger Ganzkörper Programm:

3.1.1 Ganzkörper Variante 1

Für diesen Plan empfehle ich Dir die folgenden Übungen in der Reihenfolge der Videos zu absolvieren. Du trainierst pro Übung 3 Sätze mit jeweils 10-15 Wiederholungen und macht zwischen den Sätzen eine Pause von 90 Sekunden.

Du startest mit einer kurzen Erwärmung und gehst dann mit moderater Beanspruchung in den Trainingsplan über.

Diese Variante kannst Du 3 – 4 mal in der Woche trainieren – such Dir am besten feste Tage. Willst Du mehr Belastung, jedoch noch nicht in den Fortgeschrittenen Teil wechseln, dann werde in der Ausführung einfach langsamer und trainiere konzentrierter.

Hier die Übungen

- einfache Kniebeuge
- Ausfallschritte nach vorn (beidseitig)
- Liegestütze
- Rudern mit dem Handtuch
- Diamond Push ups
- Sit ups

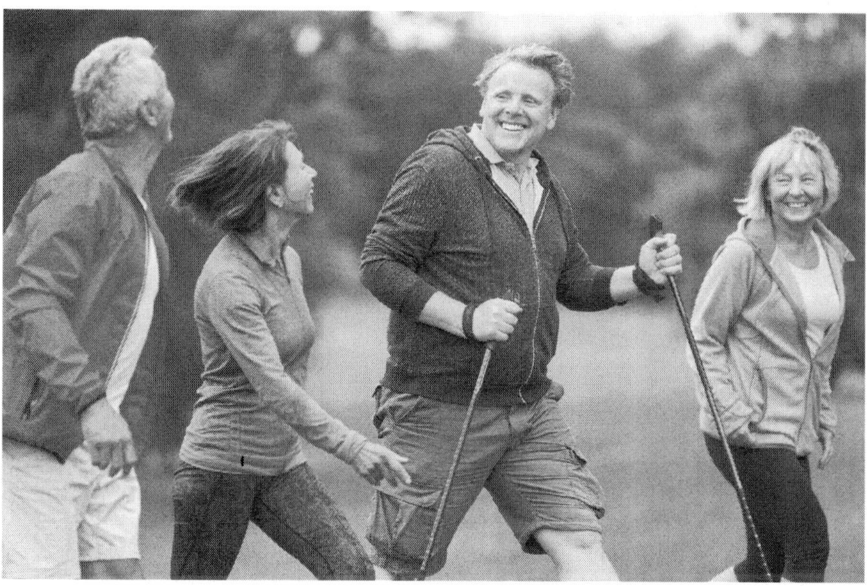

Kapitel 4

Entspannung

Auch die Entspannung ist als etwas ganzheitliches zu betrachten, denn sie kann zu einer gesunden Lebensweise gezielt und nachhaltig beitragen. Wenn ich hin und wieder von Säulen oder auch Puzzleteilen spreche, dann gehört Entspannung oder auch gesundes Stressmanagement ganz klar auch zu einer dieser Säulen. Stress gilt als eine Mitursache, als ein weiterer Auslöser für Hashimoto.

Ich möchte hier auf den negativen Stress eingehen, denn es gibt den Disstress und den Eustress. Nach dem Konzept von Hans Seyle wird hier in positiven Stress (Eustress) und den negativen Disstress unterteilt.

Wenn ich also von Stresssituationen berichte, dann geht es hier primär um die negativen Stressmomente, die es in eine Balance zu kriegen gilt. In eine gesunde Balance mit dem Disstress. Dies allein ist schon für manche Menschen eine große Herausforderung, denn entweder neigt der Mensch an sich gern dazu, nur das Negative zu erkennen - sich also gar nicht mehr auf das Positive konzentrieren zu können, oder es ist in der in einer aktuellen Phase des Menschen so stressig, dass es kaum Licht am Ende des Tunnels gibt.

Was passiert bei zu viel Stress? Was geschieht mit unserer Hormonbalance? Welche Auswirkungen hat das auf die Schilddrüse, auf den gesamten menschlichen Körper? Das möchte ich mit diesem Kapitel aufklären.

Im Anschluss daran bekommst Du noch ein paar Tipps, wie Du den Stress in den Griff bekommen kannst

„Die modernen Menschen werden nicht mit der Peitsche, sondern mit Terminen geschlagen.“ Telly Savalas

„... BLOSS KEINE SCHWÄCHE ZEIGEN...“

Die heutige Zeit macht es uns Menschen per se nicht leicht. Wir sind konditioniert durch Werbung und Erziehung und so darauf programmiert keine Schwäche zu zeigen...

Aufstehen, die Kinder fertig für die Schule machen, Brote schmieren. Küche auf Vordermann bringen, Waschmaschine anschalten... Zwischendurch noch schnell staubsaugen. Ab ins Büro, dort am besten drei Sachen gleichzeitig erledigen -schließlich will man ja Karriere machen, das Häuschen abbezahlen oder sich eins leisten können. Geschafft vom Job geht es dann ins Nachmittagsprogramm: Die Kinder von der Schule abholen, Mittagessen hast Du wahrscheinlich vorher schnell gekocht. Hausaufgaben, dann ab zu Freunden, dem Reitunterricht - der Ballettstunde oder dem Fussballtraining. Das Abendessen wartet. Mal eben den Geschirrspüler wieder aus - und eingeräumt. Wäsche aufhängen nicht vergessen...

Merkst Du etwas?

Wann hast Du an solch einem Tag überhaupt Zeit für Dich? Nimmst Du Dir den Raum, die Zeit auch etwas für Dich zu tun?

Vergiss mal für einen Moment alles um Dich herum, atme tief durch und sei zwei bis drei Atemzüge nur bei Dir!

Dauerhafter negativer Stress ist bekannt als einer der Auslöser für Autoimmunkrankheiten. Damit ist JETZT Schluss! Die Zeit ist reif, reif für Dich etwas zu ändern! Warte nicht so lange!

Trink Deinen Tee, Deinen Kaffee mal in Ruhe. Genieß die Sonne mal bei einem Spaziergang. In meinen Augen ist es extrem wichtig, dass Du Deine Bedürfnisse ernst nimmst. Stell eine Balance her zwischen Anspannung und Entspannung zwischen Disstress und Eustress.

Gönn Dir mal regelmäßig eine Auszeit.

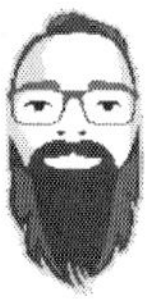

TIPP: Fang mit kleinen Schritten an, kommuniziere es auch nach außen, bezieh Deine Familie mit ein – sie werden Verständnis dafür haben, denn wenn Du nicht mehr kannst, wer soll dann Deinen Job übernehmen? Denke immer dran: „DU bist der wichtigste Mensch in Deinem Leben!"

Welche Effekte einer Entspannungsreaktion kannst Du erwarten?

4.1 Wann hattest Du das letzte mal bewusst Zeit für Dich?

Durch regelmäßig Autogenes Training oder auch Progressive Muskelentspannung. Kannst Du Dir Routinen in Deinen Tag einbauen. So entspannst Du Deinen Körper und Deine Seele. Das wiederum hilft Dir wichtige Entscheidungen auch mal im Laufe des Tages oder später am Abend treffen zu können. Dein „Entscheidungskonto"

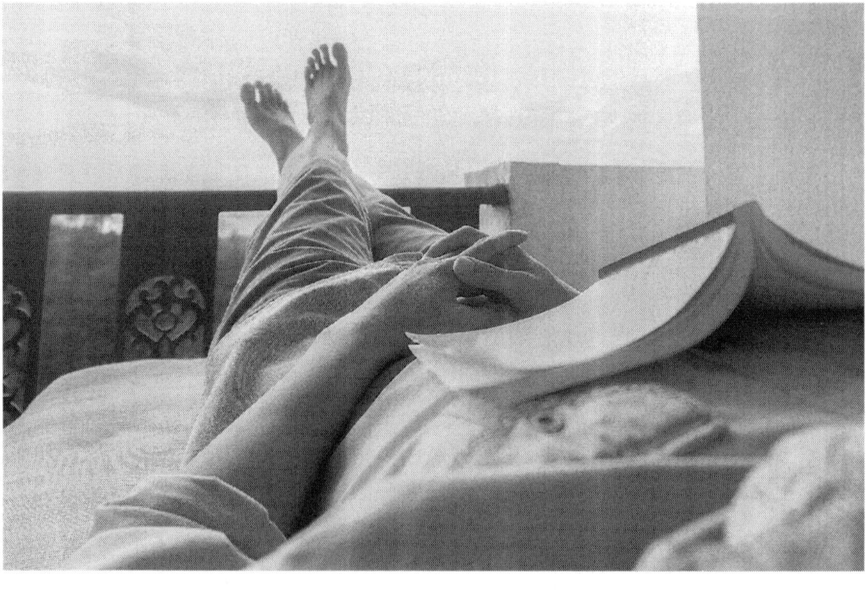

ist somit auch entspannter, denn das wird im Laufe des Tages immer „kleiner“ und gegen Nachmittag/ Abend ist es so klein, dass Du selbst die einfachsten Entscheidungen nicht mehr so schnell und sicher treffen kannst, wie noch am Morgen. Schaff Dir also Routinen, die Dir Zeit sparen und Entscheidungen abnehmen.

4.2 Was hast Du für Möglichkeiten Dich aktiv zu entspannen?

Du kannst einmal den sogenannten Systematischen Entspannungsmethoden nachgehen. Diese aktiven Entspannungsverfahren wirken gezielt und systematisch auf Deinen Organismus. Die Entspannungseffekte sind wissenschaftlich gut erforscht und belegt.

Was kannst Du bei Anwendung dieser Techniken bewirken:

- Verspannungen werden gelöst und Du beruhigst Dich.
- Sie schulen Deine Körperwahrnehmung.
- Sie helfen in Stresssituationen die körperlich-emotionale Erregungszustände abzubauen.
- Erhöhen Deine Stresstoleranz und machen Dich belastbarer.
- Sie helfen Dir dabei langfristig gelassener und zufriedener zu werden.
- Sie verringern bereits bestehende psychosomatische Beschwerden wie bspw. Spannungskopfschmerzen, Störung von Herz und Kreislauf.
- Helfen Dir bei chronischen Beschwerden.
- Du kannst sie auch als Soforthilfe in akuten Stresssituationen einsetzen.

Zu diesen Entspannungstechniken zähle ich u.a.:

- ▶ Progressive Muskelentspannung
  - ... ist einfach und wirkungsvoll. Der amerikanische Physiologe Edmund Jacobson hat die PME in den 1930er Jahren entwickelt.

Progressiv heißt sie, weil, abschnittsweise – englisch: „progressive“ – unterschiedliche Muskelgruppen angesprochen werden. Bei der Progressiven Muskelentspannung richtest Du Deine Aufmerksamkeit auf das, was Du im Moment der Ausübung empfindest. Du merkst also deutlich, wie es sich anfühlt, wenn Deine Muskeln sich entspannen und ganz locker werden. Den Entspannungseffekt kannst Du durch das vorherige Anspannen deutlicher spüren. Deine Muskeln werden außerdem beim Durchführen der Übungen viel besser durchblutet. Du wirst sehen und spüren, dass sich diese Art der Entspannung als angenehm warm, schwer oder prickelnd anfühlen wird.

- ▶ Autogenes Training
  - ... stellt eine Form von Selbsthypnose dar, die ein Umschalten der körperlichen, vegetativen Funktionen (wie z.B. Durchblutung, Pulsschlag, Atmung) in einen Zustand der Ruhe zur Folge hat. Dieser entspannte Zustand wird im Gegensatz zur progressiven Muskelentspannung über gedankliche Konzentration erreicht. Autogenes Training ist nicht ganz so leicht zu erlernen, wie bspw. die PME, doch mit ein bisschen Übung ist auch das zu schaffen.
- ▶ Qi Gong
  - ... eine Kombination aus Bewegungs-, Meditations- und Atemübungen. Die Qi Gong Übungen haben ihren festen Platz in der Traditionellen Chinesischen Medizin (TCM). Hier zählt es als eine wichtige Behandlungsmethode mit sehr weitem Wirkungsspektrum. Qi Gong-Übungen kombinieren Atmung und die nach innen gerichtete Konzentration mit fließenden, dennoch präzisen Bewegungen. Ziel der einzelnen Übungen ist das die Lebensenergie Qi frei fließen kann. Gemäß dem Prinzip von Yin und Yang verschmelzen dabei die äußere Bewegung und die innere Ruhe. Qi Gong kannst Du in zwei verschiedene Arten unterscheiden:
    - Das stille Qi Gong (Jing Gong oder auch Jinggong): hier finden äußerlich kaum oder sehr kleine Bewegungen statt. Der

Fokus liegt mehr auf inneren Bewegungen und Übungen (für Atmung und Vorstellungskraft)

- Das bewegte Qi Gong (Dong Gong oder auch Donggong): zusätzlich zu den Übungen des stillen Qi Gong kommen hier noch äußere Bewegungen hinzu.

- ▶ Yoga
  - ◆ ... eignet sich für wirklich jeden. Selbst ich habe es schon einmal ausprobiert und ein paar Mal trainiert. Ich fand es angenehm. Mit der für Dich richtigen Variante kannst Du sowohl für Entspannung sorgen als auch eine Kräftigung Deiner Muskulatur erreichen.

    Es eignen sich als je nachdem, auf welchem Fitnesslevel Du bist oder welches Ziel Du mit Yoga verfolgen willst, manche Yoga-Arten natürlich besser als andere.

    Selbst Menschen mit Knie-, Hüft- oder anderen körperlichen Beschwerden haben immer die Möglichkeit, Yoga zu trainieren – bei Rückenbeschwerden hilft u.a. ein spezielles Rücken-Yoga.

    Um Yoga zu trainieren hast Du grundsätzlich zwei Möglichkeiten: entweder nutzt Du ein Studio in Deiner Nähe oder suchst im Internet nach Online Lösungen. Beides hat seine Vor- und Nachteile.

    Als Online Lösung möchte ich Dir die Online Yoga Schule von Kosta Yoga ans Herz legen. Du findest seine Kurse unter diesem Link (**)

    https://hashimoto-mentor.de/yoga

    (** – Affiliate Link)

- ▶ Meditation
  - ◆ ... eine Reihe von Achtsamkeits- und Konzentrationsübungen mit deren Ausübung Du einen Zustand innerer Ruhe erreichen kannst. In diesem Zustand ist Dein Geist wach und nimmt bewusst wahr, er ist allerdings stärker, bewusster in Dein Inneres gerichtet und vom Außen abgewandt.

> Es geht beim Meditieren um die Bündelung Deiner Aufmerksamkeit. Ziel ist es, dass Du Dich auf einen Gedanken, eine Empfindung, eine Emotion oder auch auf Deinen Atem konzentrierst. So beruhigst Du unter anderem Deinen Geist. Ziel von Meditation kann sein, dass Du bestimmte Aufgaben leichter erledigen kannst oder auch ganz einfach Deinen Alltag fokussierter gestalten kannst. Ein Großteil der praktizierenden Menschen schwört auf die Wirkung einer regelmäßigen Meditation. Sie ziehen daraus sehr viel Kraft und auch Inspiration.

Oder Du wählst eine der unsystematischen Entspannungsmöglichkeiten, hierbei musst Du nicht zwingend eine dieser Übungen erlernt haben, um Dich dabei zu entspannen. Die Entspannung geschieht hier quasi „mal eben nebenbei". Oftmals reicht diese Art der Entspannung leider nicht aus. Bei regelmäßiger Anwendung kann sie allerdings eine wunderbare Basis für mehr Achtsamkeit im Leben bilden.

Unsystematische Entspannungsmethoden sind:

- einem Hobby nachgehen
- spazieren gehen
- Musik hören
- Sex
- Putzen
- ein heißes Bad nehmen

4.3 Woher weißt Du, welche der Entspannungsmethoden die richtige für Dich ist?

Dazu hilft es, wenn Du Dich folgendes fragst:

- Macht Dir das Üben Spaß?
- Kannst Du die notwendige Zeit regelmäßig in Deinem Alltag unterbringen?
- Liegt Dir die Methode – kannst Du sie gut umsetzen?
- Kannst Du die Methode auch überall durchführen?

Entscheidend ist, dass Du bei den Übungen oder Methoden auch wirklich in eine Entspannung findest.

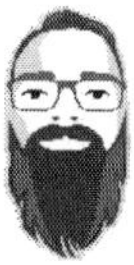

TIPP: Sollte es einmal zu stressig werden und Du hast so gar keine Zeit für Entspannungsübungen, dann hilft meist der Satz: „Stress vertieft die Ruhe!"

Den Satz „Stress vertieft die Ruhe" murmelst Du in einer angespannten Situation ein paar Mal „vor Dich hin" und schon wirst Du ruhiger werden. Versprochen. Klappt es nicht, dann melde Dich bei mir und ich gebe Dir kostenlos einen anderen Tipp.

Ein weiterer Tipp, um auch deine Schilddrüse weiter zu unterstützen, ist der folgende Satz: „Meine Hormone sind im Gleichgewicht" Dieser Satz hilft vor allem, wenn Du merkst, der Stress nimmt überhand, die Schilddrüse fängt an zu puckern und zu schmerzen - ein Schub ist im Anmarsch...

Denk immer daran: „DU BIST DER WICHTIGSTE MENSCH IN DEINEM LEBEN!"

Kapitel 5

Wasser

Ohne Essen überleben wir knapp zwei Monate - ohne Wasser nur wenige Tage. Das sollte eigentlich schon ausreichen für dieses Kapitel. Ok, Spaß beiseite - in diesem Kapitel möchte ich Dir über die Wichtigkeit des Wassers erzählen.

Der Wasseranteil eines Erwachsenen liegt bei 60% und schwankt je nach Geschlecht. Dabei ist das Gehirn mit 85% am wasserreichsten.

5.1 Die Aufgaben

1. Transportmittel
2. Lösemittel (Mikronährstoffe lösen sich auf)
3. Kühlmittel
4. Sorgt für geregelte Verdauung

5.2 Was passiert bei einem Wassermangel?

Wenn ich da sage „Ohne Wasser überlebst Du nur wenige Tage." Dann lass uns doch mal gucken, was bei so einem Wassermangel in Deinem Körper passiert.

Es entstehen Gesundheitsbeschwerden aller Art - ich nenne mal auszugsweise ein paar davon:

1. Die Entgiftung ist nicht mehr möglich
2. Negative Emotionen - Gehirn nicht mehr gut durchblutet -

3. Müdigkeit, geringe Leistungsfähigkeit
4. Übergewicht:
   a. Essen anstatt zu trinken - Durst ist kein Hunger
   b. Stoffwechsel langsam durch Flüssigkeitsmangel
5. Nierensteine
6. Leistungseinbrüche im Alltag und im Sport

Damit Dir das nicht passiert, habe ich noch drei Tipps für Dein gesundes Trinken:

So mache ich es...

- Starte den Tag mit einem Glas Wasser mit Zitrone oder Limette
- Nicht zum Essen trinken - eher davor oder danach - das verzögert durch die Verdünnung der Verdauungssäfte die Verdauung
- Trinke Dein Wasser nicht direkt aus dem Kühlschrank trinke es am besten Zimmerwarm

Mit dieser Faustformel weißt Du nun auch künftig, wieviel Du empfehlenswerter Weise trinken darfst, damit Dein Kreislauf im Körper tadellos arbeiten kann:

pro KG 30 ml trinken

Das heißt ein Mensch, der 70 kg wiegt trinkt so 2,1 Liter.

Kennst Du das, Du hast geschwollene Beine, geschwollene Finger... Wassereinlagerungen.

5.3 Was kannst Du bei Wassereinlagerungen tun?

Wie immer in der ganzheitlichen Behandlung lass uns erstmal auf die Ursachen blicken. Es gibt harmlose wie z.B.:

- langes Stehen oder Sitzen,
- Hitze,
- Schwangerschaft,

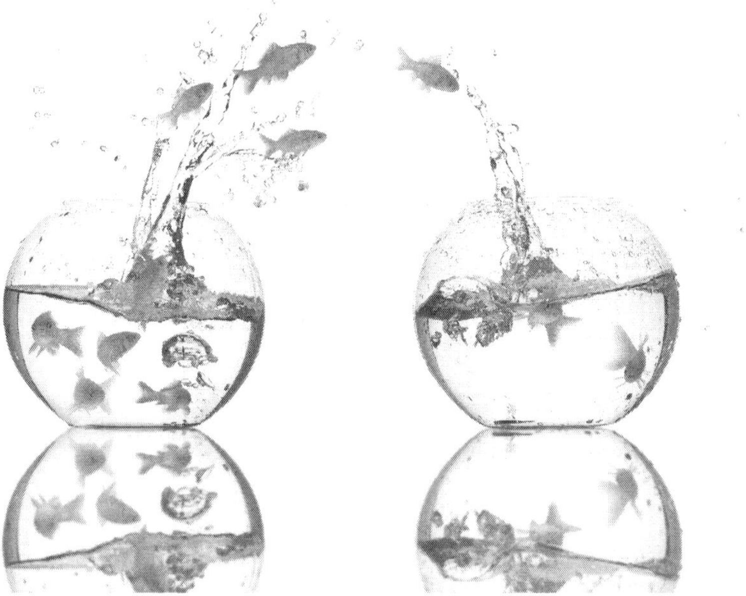

Wenn es harmlose gibt, dann natürlich auch Ursachen, die nicht so harmlos sind. Dazu zähle ich:

- Herz-, Nieren- oder Lebererkrankungen,
- Durchblutungsstörungen,
- Venenschwäche,
- Thrombosen,
- Allergien,
- Entzündungen

Solltest Du eine dieser Ursachen für Dich herausgefunden haben, dann ab zum Arzt mit Dir und lass das mal prüfen.

Es gibt verschiedene Möglichkeiten den Körper von überschüssigem Wasser zu befreien. In der Regel ist es völlig ausreichend, wenn Du mit Hilfe bestimmter Lebensmittel Deinen Körper entwässerst. Oft reicht es schon nur ein paar Tage lang diese Lebensmittel in Deinen Alltag einzubauen.

Wichtig: Es hört sich zwar widersprüchlich an, aber wenn Du Deinen Körper entwässern willst, musst Du ganz besonders darauf achten ausreichend zu trinken.

Der Grund: Du hast oben schon erfahren, dass unser Körper nur mit genügend Wasser richtig funktioniert. Wenn Du zu wenig trinkst, versucht Dein Körper erst recht Wasser für den Notfall zu speichern. Wenn Du ihm stattdessen genug Wasser gibst, wird er überschüssiges Wasser schneller wieder abbauen.

So eignen sich besonders Gurken, Melonen, Ananas, Erdbeeren und Spargel zum Entwässern. Aber auch Artischocken, Zwiebeln, Knoblauch, Möhren, Avocados, haben eine entwässernde Wirkung. Außerdem kannst Du noch Nüsse wie Haselnüsse, Cashewkerne und auch Mandeln zu Dir nehmen. Trockenobst in Form von Aprikosen oder Bananen enthält jede Menge Kalium.

ACHTUNG:

Umgekehrt gibt es auch ein paar Lebensmittel, auf die Du auf jeden Fall verzichten solltest, wenn Du Deinen Körper schnell und wirkungsvoll entwässern willst. Hierzu zählt neben Alkohol und Koffein auch Salz. Denn unser herkömmliches Speisesalz besteht zum größten Teil aus Natrium. Das wiederum hat eine stark wasserbindende Wirkung.

Kapitel 6

Hashimoto – Mythen

6.1 Punkte zählen, Kalorien zählen, Pülverchen nehmen, schnell abnehmen, gesund ernähren.

Hin und wieder gibt es mal Zeiten, meistens so am Anfang des Jahres, da verspricht Dir jeder Hinz und Kunz mit seinem Riegel, mit seinem Shake: „Wenn Du den trinkst und die Mahlzeit durch den Drink ersetzt - oder Shake oder Riegel - dann nimmst Du ab!" Und „Ja, Du nimmst ab." Tatsächlich!

Dann gibt es Menschen, die in den sozialen Medien ihre Ernährungspläne zu verschenken haben: „Ich verschenke 50 Ernährungspläne! Schreibe mir einen Kommentar." Du kommst dann in solch einen „Funnel" - Verkaufstrichter und im Verlauf dieser Gespräche stellt sich dann heraus, dass Du aber die Pläne nur geschenkt bekommst, wenn Du dann auch die Produkte dort kaufst. Das größte Argument ist - es gib ja eine 30-tägige Geld-zurück-Garantie. Du kannst also gar nichts falsch machen. Bullshit in meinen Augen!

Lass mich kurz erklären, warum und wo der Haken ist. Mit Hashimoto und auch einer Schilddrüsenunterfunktion kannst Du bei diesen recht allgemeinen gehaltenen Ernährungsplänen schon mal sehr viel falsch machen. Die Produkte, die dort angeboten werden, sind zwar hochwertig, so wie es der Anbieter verspricht. Guck mal bei Amazon, da ist auch jedes fünfte Produkt hochwertig. Und wenn Du es dann kaufst, dann siehst Du, was das für Schrott ist. Wenn Du Dir dann mal die Zutaten von diesen hochwertigen Produkten anschaust, dann ist da Zucker drin, da ist Maltodextrin drin - übrigens ein zweiter Name für Zucker; da ist Soja drin. Also alles das, was Du mit Hashimoto auf keinen Fall zu Dir nehmen solltest - wenn, dann nicht in Massen, sondern in Maßen.

Wenn Du Deine Mahlzeit nun durch so einen Drink oder durch einen Riegel ersetzt, und in diesen Produkten auch noch Weizen mit drin ist oder irgendwelche Getreidestoffe - dann kann das nur nach hinten losgehen.

Deine Pfunde purzeln - Dein Ziel, ein gesundes, ein leichtes Leben mit Hashimoto wirst Du nicht so leicht erreichen. Oder vielleicht doch?

Das Ziel ist hier meiner Meinung nach schnell abzunehmen und nicht gesund.

Denn wenn man wollen würde, dass Du gesund abnimmst, würde man Dir nicht so ein Pulver anbieten oder Dir damit versprechen, dass Du innerhalb von kürzester Zeit unheimlich viel abnimmst. Natürlich nimmst Du ab, wenn Du Dich nur noch von diesem Pulver ernährst und Deinem Körper nichts anderes gibst - wo soll der dann den Brennstoff und die Energie herkriegen?

Aus Deinem regulären Essen, was Du zu Dir nimmst, natürlich nicht, weil Du ernährst Dich ja nur noch von Pulvern. Es gibt hier leider sehr viele Anbieter, sodass ich da eigentlich gar keinen festmachen kann.

Wenn Du Dir mal die Mühe machst und Dir durchliest, was auf den Packungen dieser Pülverchen an Zutaten steht, da schüttelt es mich. Ich habe mal ein Produkt als Probepackung gehabt, eigentlich wollte ich das mal testen - ich mach so etwas ab und zu mal, um auch zu testen, und selbst zu erfahren, worüber ich so berichte - doch bei dem Produkt habe ich es dann gelassen.

Bei anderen Kuren meist mit „opti" oder auch „fast" im Namen oder dies „fast, jenes „fast", „diat", „gesund" am besten plus noch mit dabei sieht es nicht anders aus.

Es wird Dir versprochen: „Nur diese Drinks nehmen und Du wirst gesund und schnell abnehmen. Natürlich wirst Du schnell abnehmen, also gern nochmal, schau Dir die Zutaten an, dann entscheide selbst. Du findest in diesen Produkten: Zucker, Maltodextrin, Maltodextrose und Soja. Auch Weizen, Getreide, Vollkorn sind bei manchen Anbietern mit von der Partie, also irgendwas, was Dir dann den Anschein vermittelt: Das ist gesund! Weil es ja Vollkorn ist.

Vollkorn ist sicherlich auch gesünder als das pure Getreide. Aber generell solltest Du in meinen Augen bei Hashimoto gerade in der Anfangszeit der Ernährungsumstellung eben auf solche Sachen, die eben auch Entzündungen beim Körper auslösen können, verzichten. Verzichten aber hier nicht groß geschrieben, sondern ERSETZEN durch Nahrungsmittel und Nahrungsbestandteile, Lebensmittel, die Dir gut tun, die Dir und Deinem Körper gut tun. Und das sind eben nicht diese Pulver oder irgendwelche Riegel, mit denen Du Deine Ernährung austauscht. Denn dann hast Du tatsächlich einen Verzicht.

Was bekommst Du mit solchem Pulver?

Du bekommst eine schnelle Gewichtsabnahme, bist glücklich, dass Du so viel Gewicht abgenommen hast. Das höre ich immer wieder: „Peter, ich habe jetzt so viel Gewicht abgenommen innerhalb von kurzer Zeit, da kommst Du mit Deiner Ernährungsumstellung überhaupt nicht mit. Das kannst Du mir nicht bieten." OK, dann gehen da unsere Wege auseinander, weil ich möchte keine Ernährungsumstellung mit dem Ziel der schnellen Gewichtsabnahme bieten, sondern ich möchte, dass der Mensch, mit dem ich mich beschäftige, auch weiß, wie er nach der Ernährungsumstellung weiterarbeiten kann, wie er seine Ernährung beibehalten kann.

Denn es bringt nichts, wenn Du – wie steht es auf diesen Produkten geschrieben – täglich zwei Mahlzeiten; bei den anderen Drinks sind es dann auch einmal täglich drei Mahlzeiten ersetzt.

Was ist denn danach? Was kommt denn nach dem Leben mit den Drinks? Was hast Du dann? Wer kümmert sich dann um Dich und sagt, wie Du Deine Ernährung optimieren kannst? Oder behältst Du dann die Ernährung so bei, so wie du sie vorher gehabt hast. Dann erreichst Du schnell einen Punkt: Nach den Drinks ist vor den Drinks. Das Gewicht steigt wieder und Du fängst wieder von vorne an.

6.2 Ernährungspläne zu verschenken

Es gibt genug Firmen, die sagen: „Ja! Ihr kriegt ein kostenloses Coaching mit dazu." Alle kriegen die gleichen Rezepte, alle kennen die gleichen Nahrungsmittel oder nur Drinks. Wer coacht Dich dann? Hinterfragt die Leute mal, was sie für ein Hintergrundwissen haben. Wer die zum Ernährungscoach gemacht hat. Ob die eine Ausbildung haben und wissen, was sie Dir - gerade Dir mit Hashimoto erzählen. Denn Du brauchst mit Hashimoto nicht die Ernährung, die Dein Nachbar ohne Hashimoto bekommt. Du brauchst eine ganz andere Ernährung. Du brauchst auch die Sicherheit für Dich, dass die Menschen, mit denen Du da zusammenarbeitest, auch das Hintergrundwissen zu Deiner Krankheit haben.

Und genau das können diese Drinks und kostenlose Coachings Dir nicht bieten. Denn diese kostenlosen Coaches, die wissen oft nicht, was Du mit Hashimoto brauchst. Es sei denn, sie sind selbst betroffen und haben ihre Erfahrungen gemacht. Oder sie sind ausgebildet.

Dann wird das Coaching aber generell nicht - in meinen Augen - kostenlos sein. Das ist sehr wichtig, dass Du hinterfragst. Was sind dafür Zusatzstoffe drin? Soll ich tatsächlich eine gesunde, natürliche Ernährung dadurch ersetzen? Durch so einen Schrott? Durch Pulver, durch Wasser, wo keiner dabei ist, der mir sagt, was passiert, wenn ich auf einmal eine Heißhungerattacken habe? Und was kann ich da machen? Wo mir keiner sagt, was esse ich zu Morgen, zu Mittag zum Abendbrot, um die Anfangszeit so leicht wie möglich zu gestalten. Eben so stressfrei wie möglich.

Wir haben mit Hashimoto schon genug Stress und Sorgen und müssen uns nicht dann auch noch darum kümmern, was esse ich denn zum Frühstück und zum Abendbrot? Das kann man lernen.

Entweder, indem man sich aus dem Freundeskreis Hilfe und Unterstützung holt oder indem man sich einen Profi holt, der einen da unterstützen kann. Aber das lernst Du nicht, wenn Du Dir 30 Tage lang so ein Zeug in Dich reinstopfst und danach dann so weiter lebst wie vorher. Denn dann kommt der Effekt, den kennen wahrscheinlich die Frauen besser als die Männer - ich will da auch keinem zu nahetreten, denn es kann auch Männer geben, die das betrifft - dann kommt der Jojo-Effekt. Und dann heißt es: „So ein Scheiß. Was mache ich nur? Jetzt wiege ich genauso viel wie vorher! Das ist ja alles blöd. Ich mache das nie wieder." Konsequenz aus dieser Erfahrung für Dich ist oft die Folgende: Du gibst den wahren Experten mit ihren Tipps zu einer gesunden Ernährung danach keine Chance mehr, weil Du einmal so eine schlechte Erfahrung gemacht hast.

6.3 Zählen, zählen, zählen

Das nächste Phänomen ist das Punkte- oder Kalorienzählen. Was passiert denn, wenn Du diese Punkte oder Kalorien nicht mehr zählst? Dann kommst Du genauso zügig wieder in einen Jojo-Effekt rein.

Zum Kalorienzählen habe ich auch eine etwas eigene Meinung, weil dieses Kalorienzählen, das kannst Du gar nicht so genau festhalten. Wie viele Kalorien sind denn jetzt in dem Hühnchen drin, was ich mir da gerade gekauft habe? Du weißt nicht, wie viel Fett da drin ist, Du weißt nicht, wie viele Proteine in diesem Hühnchen drin sind. Das sind alles Schätzungswerte, die Dir da in Tabellen mitgegeben werden. Und diese Schätzungswerte - wenn Du da nur ein paar Prozent abweichst - da kann das übers Jahr gesehen schon ein Unterschied von sieben bis acht Kilo mehr sein. Sieben bis acht Kilo mehr in einem Jahr zunehmen?

Wenn man das so will, ist das in Ordnung.

Sicherlich gibt es jetzt auch Leute, die sagen: „Mit sieben oder acht Kilo mehr wäre ich glücklich." Es gibt aber den Großteil von Euch da draußen, die sagen: „Sieben oder acht Kilo mehr? Das wäre tragisch, da hätte ich wieder viel mehr Probleme mit meinen Gelenken. Ich wäre noch langsamer, ich wäre auch träger. Ich hätte noch mehr Schmerzen. Ich kann nicht mehr so gut atmen. Ich schlafe jetzt schon schlecht. Ich habe kaum Energie." Aber da willst Du doch raus. Du willst doch leichter leben mit Hashimoto und nicht schwerer leben.

Und deswegen ist es wichtig, einfach mal die Ernährung umzustellen, alles das, was Dich in den Status der Entzündungen im Körper reinbringt, zu eliminieren. Erst einmal zu streichen und danach, nach 30, 60 Tagen, kann man da mal schauen, was der Körper überhaupt noch verträgt davon, wenn man die alten Sachen wieder dazu nimmt oder ob Du das gar nicht haben möchtest. Denkt mal darüber nach: Was ist wichtig? Schnell abnehmen oder gesund leben und ein Abnehmen als Bonus?

6.4 Ich muss einfach nur fasten, dann purzelt das Gewicht schon von allein.

Hashimoto und Fasten. Ein Blick auf die menschliche Entwicklungsgeschichte erklärt Dir die heilsame Wirkung des Fastens. Unsere Vorfahren konnten noch nicht einfach und bequem im Supermarkt einkaufen. Wenn sie ein Tier gejagt haben, verzehrten sie so viel wie möglich davon. Und bis zur nächsten Mahlzeit mussten sie anschließend unter Umständen längere Zeit, manchmal ein paar Tage warten. Der Körper musste selbst in dieser Phase Energie bereitstellen, um weitere Nahrung zu jagen oder sammeln zu können. Welches Fasten, welche Art von Fasten Dir und Deinem Hashimoto guttun kann, das erfährst Du jetzt.

Ich bekomme sehr viele Fragen zum Thema Hashimoto und Fasten. „Soll ich denn mal ein paar Tage gar nichts essen, um meinen Körper in der Selbstheilung zu unterstützen?" „Soll ich es lieber mal ein paar Tage gar nichts essen?" „Einfach mal nur eine Mahlzeit auslassen?"

Es gibt verschiedene Methoden des Fastens. Unter anderem gibt es das sogenannte intermittierende Fasten. Beim intermittierenden Fasten – das bedeutet so viel wie Teilzeit-Fasten oder unterbrochenes Fasten übersetzt – verzichtest Du ist also nicht, wie bei einer Fastenkur komplett, wo es wirklich mehrere Tage lang gar keine Nahrung gibt, sondern lediglich in kurzen Fastenperioden auf Deine Nahrung.

Welches Prinzip ich da empfehle und wie sich das genau abspielt, dazu kommen wir gleich im weiteren Verlauf noch. Wichtig ist, dass Du beim intermittierenden Fasten einen Zeitraum von mindestens 12 Stunden hast, in dem Du nichts isst, nach diesen 12 Stunden startet Deine sogenannte Autophagie und auch die Ketogenese wird angekurbelt. Was mir besonders am Herzen liegt und ganz wichtig ist: Du solltest vor jeder Form, egal ob Du die Form nimmst, die ich Dir gleich vorschlage, oder ob es eine andere Form des Fastens ist, wirklich vor jeder Form des Fastens solltest Du mit Deinem behandelnden Arzt sprechen, ob das für Dich infrage kommt, ob Dir das gut tut oder eher nicht.

Was bringt Dir intermittierendes Fasten? Da muss man oder kann man ganz weit zurückgehen in die Steinzeit. Wenn so ein Steinzeitmensch losgeflitzt ist, weil er Hunger hatte, dann hat er das Mammut gefunden mit seiner Meute an Jägern. Die haben dann das Mammut erlegt, sind dann nach Hause gegangen und haben es gekocht und gebraten – je nachdem, was gerade zur Verfügung stand, haben das gegessen, und zwar so viel wie nur im Bauch Platz war. Am nächsten Tag haben sie vielleicht noch die Reste essen können zum Frühstück, und dann hatten sie unter Umständen mehrere Tage nichts mehr, weil es ja ohne Kühlschrank nicht so lange haltbar war.

Man stellt sich das Ganze im Sommer vor, da war das dann auch nicht mehr so genießbar. Ob das nun gekocht und gebacken haben, das entspringt meiner Fantasie. Wie die Jungs da am Feuer sitzen und sich das Fleisch reinpfeifen. Auf jeden Fall gab es dann auch mal Zeiten, wo es ein, zwei Tage nichts zu essen war. Man hat dann nur noch von Beeren gelebt und Gräser gegessen oder kleine Tiere, sodass diese Mahlzeiten auch nicht wirklich sehr üppig waren. Aber man hat halt wirklich mal eine Mahlzeit gehabt, wo man reingehauen hat, wo man sich das hat gutgehen lassen. So kann man schon fast sagen, dieser bequeme, einfache Weg, so wie wir ihn heute haben, im Supermarkt ein Kilo Fleisch eingepackt und noch ordentlich Gemüse dazu, dann noch 10 Eier. Das gab's halt damals nicht, sodass man sagen kann, früher war der Körper tatsächlich zum Fasten programmiert. Das ging. Allerdings gibt es auch noch viele Vorteile- unter anderem dieses nicht nur zwischendurch Hunger haben als Nebeneffekt, sondern es gibt auch sehr viele positive Nebeneffekte, die dann sich einteilen lassen, in wie eben schon gesagt in Autophagie und Ketogenese. Die Autophagie, das ist sowas wie so eine interne Müllabfuhr. Bei der Autophagie beginnt der Körper bzw. die Zellen sich nach einer gewissen Zeit selbst zu verdauen, und zwar die Abbauprodukte und Teile von sich selbst werden hier dann zur Energiegewinnung genutzt. Also alles, was so nicht mehr gebraucht wird in der Zelle, wird da verdaut, und dieser Prozess setzt erst nach 12 Stunden ein. Es gibt mittlerweile ziemlich viele Forschungen zu dem Thema, wie weit diese Autophagie Einfluss auf Autoimmunerkrankungen haben kann. Es gibt wohl schon Erkenntnisse, dass einige Autoimmunerkrankungen durch intermittierendes Fasten oder Fasten überhaupt positiv beeinflusst werden können.

Dazu gehören unter anderem Schuppenflechte, Multiple Sklerose und rheumatoide Arthritis. Durch die verstärkte Autophagie können Entzündungen im Körper reduziert werden. Bei der Ketogenese, dem zweiten positiven Nebeneffekt ist die Möglichkeit, dass durch die Ketogenese, (auch oft Ketose genannt – das ist vielleicht schon eher ein Begriff) da werden die Zuckerreserven aus der Leber und den Muskeln aufgebraucht und was dann aufgebraucht wird, das wird von der Leber umgewandelt in Ketonkörper. Also wenn Zuckerreserven aus Leber und Muskeln weg sind, fängt die Leber an Fette zu verdauen und zu verarbeiten und diese Fette werden dann in diese Ketonkörper umgewandelt. Und diese Ketonkörper sind quasi hier die Alternative des Zuckers für Gehirn und Herz. Unter Umständen hat man in dieser Ketose sehr hohe Leistungsmöglichkeiten. Es berichten sehr viele, die sich in dieser Ketose befinden, die wirklich ein sehr, sehr hohes Konzentrationslevel aufbauen konnten.

Kommen wir nun zu der Methode, die ich empfehlen würde, das wäre das sogenannte 16:8 Fasten. Wenn man hier 16 und 8 zusammenrechnen kommt man auf 24 Stunden. 16:8 heißt dann 16 Stunden nichts essen und während der restlichen 8 Stunden ernährst Du Dich wie üblich. Du kannst diese Methode eigentlich relativ leicht in Deinen Alltag integrieren und es ist super, gerade wenn Du Fasteneinsteiger bist, ist das wirklich klasse. Iss ein bisschen später Frühstück, iss ein bisschen früher Abendbrot und schon hast Du die Methode gut umsetzen können. Es ist eigentlich auch ideal, wenn Du im Schichtdienst oder im Spätdienst arbeitest, da kannst Du das ganz gut für Dich steuern. Welche Zeit Du zum Anfang und zum Ende nimmst, musst Du für Dich herausfinden.

Ich würde jetzt nicht darauf bestehen, dass Du auf eine Mahlzeit verzichtest, zum Beispiel verzichte auf das Frühstück oder das Abendbrot. Wichtig ist halt nur, dass Du diese 16 Stunden Nahrungsverzicht einhältst, damit Du auch wirklich in die Autophagie und Ketogenese rutscht und da Dein Körper auch die anderen Stoffe verarbeiten kann.

Rund um Dein Hashimoto ist es besonders wichtig: Entwickle ein gesundes Körpergefühl, höre auf Deine sogenannte Intuition, auf Dein Bauchgefühl. Wenn Dir etwas nicht gut bekommt, dann lass es bleiben und mach was anderes. Wenn Du also hier zum ersten Mal 16:8 Fasten machst, dann höre gut auf Deinen Körper, betrachte Dich selbst. Schau ein bisschen, was Dir guttut oder was Dir vielleicht Probleme macht? Hast Du vielleicht einen Blähbauch oder hast Du doll Hunger oder andere Schwierigkeiten.

Am besten machst Du das in so einer Art Ernährungstagebuch, um zu schauen, was hast Du gerade gegessen und was ist die Konsequenz daraus?

Welche weiteren Schritte Du gehen kannst, das erkläre ich Dir im nächsten Kapitel, hier erfährst Du meinen Weg aus der Krise.

Kapitel 7

Wege aus der Krise – Hashimoto als Chance für ein neues Leben

Mindestens jeder zweite Leser dieses Buches erhofft sich hier sicher eine schnelle Lösung. Eine Lösung, die zeigt, wie Du ganz einfach von heute auf morgen die Symptome von Hashimoto oder auch der Schilddrüsenunterfunktion loswirst. Am besten jeden Tag das Gleiche essen, was sie bisher gegessen haben – einfach das Leben leben, das sie bisher gelebt haben.

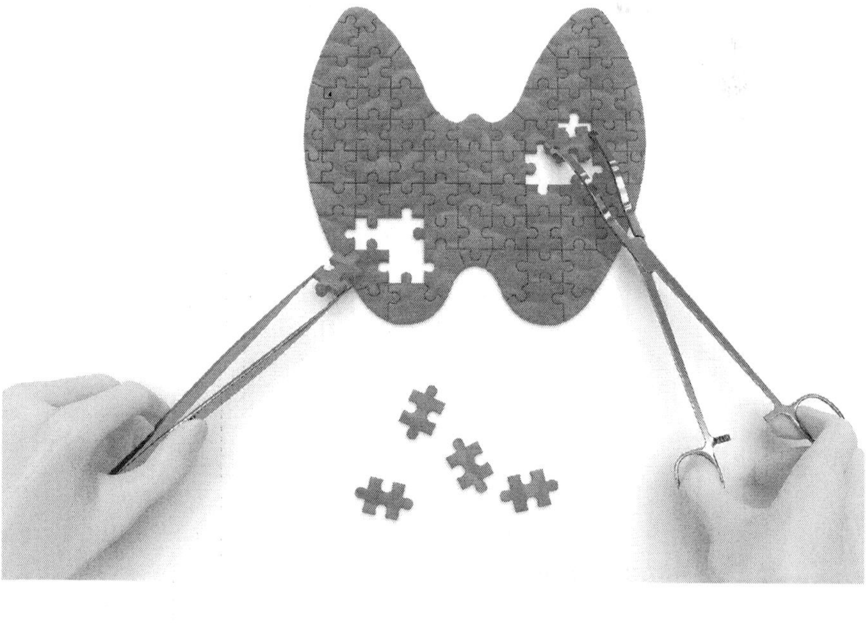

Solltest Du zu denjenigen gehören, die hier einen magischen Trick erwarten, so muss ich Dich leider enttäuschen.

Wie immer und überall im Leben ist es notwendig, dass Du diesen Prozess, den ich im folgenden Kapitel beschreibe, selbst durchläufst.

Ich kann Dir nicht versprechen, dass Du mit den Tipps und Tricks aus dem Buch wieder absolut gesund und schlank wirst, das wäre unseriös, aber was ich Dir sagen kann ist, dass Du, wenn Du die Inhalte aus diesem Buch umsetzt jede Menge Zeit sparst. Schlussendlich geht es uns allen doch nur um EINES - ein leichteres, angenehmeres Leben mit Hashimoto.

Ich möchte dieses Kapitel gern in drei Bereiche aufteilen, die Du für Dich beobachten und ggf. anpassen und optimieren kannst.

7.1 Der mentale Weg

Es gibt in meinen Augen zwei Arten wie man mit Hashimoto oder auch einer Schilddrüsenunterfunktion umgehen kann - annehmen oder ankämpfen.

Ich habe mich im Verlauf der letzten Jahre für das Annehmen entschieden. Aus diesem Grund möchte ich Dir gern aufzeigen, welche Wege Du mental beschreiten kannst, um gestärkt und positiver mit Hashimoto leben zu können.

Ich möchte im nächsten Abschnitt mit Dir gemeinsam einmal aus negativen Sätzen und einer Einstellung auf „Kampf“ etwas positives formulieren. So kannst Du sagen:

Hashimoto macht mich fertig. - Du könntest allerdings auch sagen: Hashimoto zeigt Dir, wann Du eine Pause brauchst.

Hashimoto macht Dich schlapp und müde. - oder: Hashimoto zeigt Dir, dass Du Deine Energie besser einteilen kannst.

Hashimoto macht Dich dick und schwerfällig. - Der Satz: Hashimoto zeigt Dir, dass Deine Ernährung noch nicht optimal ist, klingt doch schon angenehmer. Stimmts?

Du kannst auch sagen: Hashimoto macht, dass Du Deinen Alltag nicht wie gewohnt leben kannst. Oder, Hashimoto zeigt Dir, dass es Zeit wird alte Gewohnheiten über Bord zu werfen und das Leben neu zu gestalten.

Hashimoto schafft, dass Du Dich selbst und auch manchmal Dein Umfeld nicht leiden kannst. - Mit dem Satz: Hashimoto sorgt dafür, dass Du Dich persönlich weiterentwickelst, Du lernst Situation anzunehmen und nicht mehr zu bewerten. So bist Du gleich positiver gestimmt.

Noch ein Satz zum Umfeld: Hashimoto stellt Dich dar, als simulierst Du nur.

Mit: „Hashimoto gibt Dir die Kraft, Deinem Umfeld zu zeigen, wie es Dir wirklich geht und dass DU krank bist." Damit zeigst Du, dass Du ernst zunehmen bist.

Einen letzten Satz habe ich noch, der uns irgendwie alle betrifft und der uns auch alle trifft! Hashimoto macht, dass Du um 12.00 Uhr schon wieder müde bist. - Formuliere es mal um in: „Hashimoto zeigt Dir, dass es nicht ausreicht, so weiterzumachen wie bisher! - Mach mal ne Pause.

7.2 Die Umstellung Deiner Ernährung

Ich wähle hier bewusst das Wort Ernährungsumstellung, denn eine Diät ist nicht ausreichend, um mit Hashimoto leichter leben zu können - dazu im Kapitel zu den Mythen etwas mehr.

Mit einer einfachen Ernährungsumstellung hast Du die Chance, den Verlauf Deiner Krankheit, den Verlauf Deines Hashimotos positiv zu beeinflussen und häufig enorm zu verbessern. Warum nur häufig?

Ganz einfach, jeder Mensch reagiert anders und das ist auch gut so. So individuell jeder auf bestimmte Veränderungen reagiert, so individuell sind die Ergebnisse. Der eine Mensch nimmt bereits in den ersten Wochen einer Ernährungsumstellung ab, der andere in einem Jahr - hat dafür allerdings zwei Kleidergrößen weniger. (Dieser Fall ist tatsächlich so geschehen. Ich habe zwei Damen ein Jahr begleitet, die eine Dame hat recht viel Gewicht verloren, die andere dafür zwei Kleidergrößen)

Zurück zur Ernährungsumstellung an sich und warum diese in meinen Augen notwendig ist. Nicht nur Hashimoto, sondern auch andere Autoimmunkrankheiten haben ihren Ursprung oftmals bereits im Darm. Ist der Darm durch eine zuckerreiche und allergenüberschüssige Ernährung dauerhaft stark gereizt und Stress ausgesetzt, entsteht in der Regel eine durchlässige Darmschleimhaut.

Wie Du nun mit einem ganzheitlichen Weg Dein Hashimoto unterstützen kannst und Dir selbst auch helfen kannst, das erfährst Du im folgenden Kapitel.

Zum jetzigen Stand der Medizin und Technik und Wissenschaft gilt Hashimoto als nicht heilbar, als Autoimmunkrankheit. Somit sind die Ursachen dieser Krankheit auch nicht direkt therapierbar. Bei den angestrebten Therapien werden lediglich die Symptome untersucht und behandelt. Die Symptome der Schilddrüsenunterfunktion werden mit synthetischen oder auch natürlichen Hormonen behandelt und als Unterstützung herangezogen. Die meisten Ärzte sagen, Hashimoto lässt sich allein mit dieser Hormontherapie gut behandeln. Das stimmt in vielen Fällen, dennoch kommt es oft dazu, dass eine Vielzahl der Betroffenen immer wieder Beschwerden haben oder über Beschwerden berichten.

In der Realität ist es eben so, dass eine Reihe von Symptomen und Erkrankungen trotz optimaler Blutwerte immer wieder auftauchen und der Mensch damit zu kämpfen hat beschwerdefreier leben zu können. Hierzu muss ich mal kurz etwas mehr ausholen: Das liegt einfach daran, dass wir als Mensch sehr unterschiedlich sind und jeder eine andere Wohlfühlgrenze hat. So ähnlich wie bei den Blutwerten, die im Labor abgenommen werden.

Die Auswertung der Blutwerte kann von Labor zu Labor schwanken, weil unterschiedliche Labore auch unterschiedliche Normbereiche haben können. Somit ändern sich die optimalen Werte hin und wieder, was es uns nicht leichter macht. Kleiner Tipp: achte darauf, dass Du Deine Werte immer bei dem gleichen Labor auswerten lässt. Sollte sich im Laufe der Zeit das Labor ändern, Du siehst das auf den Ergebnisbögen beim Arzt, dann sprich das auch gern mal bei Deinem Arzt an. Apropos Werte, lass Dir von Deinen Werten auch immer eine Kopie mitgeben.

Zurück zur Wohlfühlgrenze - die kann man vergleichen mit Schmerzgrenzen. Es gibt Menschen, die sich mit dem Hammer auf den Finger hauen und die juckt es nicht, kurz geschüttelt oder gewundert und es wird weiter gemacht. Andere lassen vor Schmerz und Schreck den Hammer fallen, der dann auch noch auf den Fuß fällt und haben dann doppelt Schmerz und wirklich ganz doll Schmerzen. Es ist also abhängig, wie schmerzempfindlich jemand ist. Genau so ist das halt auch mit dem Wohlfühlbereich, den man für sich festgelegt hat.

Aus dem Grund ist es meiner Meinung nach auch nicht empfehlenswert, allein mit der Einstellung der Dosis der Hormone herumzuspielen. Dennoch ist es wichtig für sich selbst den Wohlfühlbereich festzulegen und dann in Absprache mit dem behandelnden Arzt so lange an der Dosierung der Schilddrüsenhormone zu arbeiten, bis Du in Deinem Wohlfühlbereich bist.

Als Erstes solltest Du jedoch schauen, wo die Ursache Deines Hashimoto ist.

- Liegt das an Darmkrankheiten?
- Liegt das an einer falschen Ernährung?
- Liegt das an genetisch bedingten Ursachen?
- Liegt es an zu viel Stress?

Wenn es Dein Darm ist, dann kann dieser angegriffene Darm auch immer wieder zu Stressreaktionen im Körper führen. Was dann in der Folge die Nebennieren be- und auch überlastet. So kann eine Überlastung Deines kompletten Immunsystems die Folge sein. Diese Überlastung sorgt wiederum dafür, dass Du mit Deinen Schilddrüsenproblemen stark zu arbeiten hast. Du siehst also an diesem kleinen Beispiel wie groß das ganze werden kann - daher die ganzheitliche Herangehensweise.

7.3 Was hat nun eine gesunde, optimierte Ernährung mit Hashimoto zu tun?

Ganz einfach, Du stärkst Dein Immunsystem dadurch und mit einer speziellen Ernährungsumstellung hast Du auch wirklich die Chance, den Verlauf Deiner Krankheit positiv zu beeinflussen. Du kannst Deinen Darm durch zuckerarme Ernährung wieder gesunden lassen, denn bisher ist Deine Ernährung - wenn Du Dich so ernährst, wie es z.B. die Deutsche Gesellschaft für Ernährung vorschlägt - recht zuckerlastig. Das ist wortwörtlich ein gefundenes Fressen für Darmpilze und für Fäulnisbakterien. Dadurch entsteht jedoch die Gefahr, dass ein Leaky Gut, ein sogenannter durchlässiger Darm entsteht und Nahrungsbestandteile quasi ungehindert in Deinen Blutstrom geraten. Das ist nicht von Vorteil, denn es führt dazu, dass Dein Immunsystem überlastet wird und Antikörper gegen diese Proteine und Schadstoffe aus Deinem Körper gebildet werden. Daraus kann dann im weiteren Verlauf eine Autoimmunkrankheit entstehen, die Deine Organe abstößt.

„Lass die Nahrung deine Medizin sein und Medizin deine Nahrung!“
Hippokrates von Kos

Der Aspekt der Ernährung wird viel zu oft ignoriert. Häufig erleben dadurch die Patienten einfach keine dauerhafte Besserung ihres Zustandes. Mir hat eine Klientin, die mit mir eine Ernährungsumstellung gemacht hat, gesagt dass sie während der Feiertage nicht dazu in der Lage war sich an ihren Plan zu halten. Sie war im Familienkreis unterwegs und so war es ihr vergönnt, Einfluss auf die Ernährung zu nehmen.

So konnte sie nicht hundertprozentig das umsetzen, was wir im Mentoring vorher besprochen haben. Sie erzählte, dass ihr erst während dieser Zeit bewusst geworden ist, wie gut es ihr mit der umgestellten Ernährung ging und im Umkehrschluss, wie schlecht es ihr vor der Ernährungsumstellung ging. Das ist etwas, was wirklich sehr wichtig und nicht zu vernachlässigen ist. Du kannst mit einer Ernährungsumstellung weg von Gluten, Zucker und Milch unheimlich viel für Deinen Körper erreichen.

Denn es gibt Nahrungsmittel, die Deine Gesundheit positiv und auch negativ beeinflussen können. Hier mal ein Beispiel, was jedem einleuchtet: Würdest Du Dein Dieselfahrzeug mit Super betanken?

Denk mal darüber nach. Denn wenn Du Deine Ernährung umstellst und auf schädliche Stoffe aus Deinen Nahrungsmitteln verzichtest, wird sich das sehr, sehr positiv auf den Verlauf von Hashimoto auswirken können. Wir haben im Verlauf des Buches festgestellt, dass „ein Hashimoto selten allein kommt", unser kleiner Japaner hat früher oder später Begleiterkrankungen im Gepäck.

Selbst darauf kannst Du mit einer Ernährungsumstellung positiv Einfluss nehmen. Dein Darm wird entlastet. Deine Darmschleimhaut hat wirklich die Möglichkeit, sich zu regenerieren. Eine mögliche Darmdurchlässigkeit wird repariert. Dein Immunsystem kann sich entspannen. Körpereigene Antikörper werden reduziert. Du kannst im ersten Schritt sehr viel dafür tun, wenn Du Dich einfach nur gesund ernährst.

Wie würde sich das bei Dir anfühlen? Lass uns mal darüber nachdenken, worauf sich eine Umstellung Deiner Ernährung in den nächsten 2–3 Jahren alles auswirken könnte.

Die Nachteile – wenn Du Deine Ernährung nicht umstellst:

- Es wirkt sich auf Dein Gewicht aus
- Dein Immunsystem wird zunehmend schwächer und anfälliger für Krankheiten
- Du wirst anfälliger für Begleiterkrankungen
- Du bist schnell genervt und unkonzentriert
- Deine Leistungsfähigkeit nimmt ab und Du hast einfach nicht mehr genug Energie für Deinen Tag

Vorteile, wenn Du Deine Ernährung umstellst:

- Dein Hautbild kann sich verbessern
- Du wirst konzentrierter und mental belastbarer sein
- Dein Stoffwechsel kann besser arbeiten
- Dein Wohlbefinden und auch Deine Lebensfreude steigern sich
- Deine emotionale Belastbarkeit wird stärker
- Deine Psyche wird stabiler

Im Anschluss an die Ernährungsumstellung empfehle ich Dir eine Darmsanierung zu machen. Sag Deinem Darm einfach mal: „DANKE DARM" Denn Dein Darm leistet jeden Tag wundervolles. Mit einer Darmsanierung unterstützt Du Deinen Darm dabei Giftstoffe abzutransportieren und den Darm wieder neu aufzubauen. In meinen Augen ist es wichtig vor der Darmsanierung eine Ernährungsumstellung als Basis durchzuführen. Das gilt nicht nur für Hashimoto-Patienten, sondern wirklich für eine Vielzahl Zivilisationskrankheiten der heutigen Zeit, die Du dadurch in den Griff bekommen kannst.

Die Darmgesundheit ist viel wichtiger als Du denkst und als Dir wahrscheinlich bewusst ist. Das Verdauungssystem, der Darm an sich nimmt hier eine sehr zentrale Rolle ein, er gilt nicht umsonst als zweite Schaltzentrale nach dem Gehirn oder als zweites Gehirn. Die Verbindung zwischen Darm und Hirn ist schon lange bestätigt und wird weiterhin intensiv erforscht. Wenn Du Deine Darmflora durch

Medikamente, Schmerzmittel und auch durch die L-Thyroxin Einnahme (auch vergleichbare Produkte) ebenso wie Deine Leber belastest und jeden Tag herausforderst haben es die Krankheitserreger wirklich sehr leicht da einzugreifen und reinzugrätschen und Dich schachmatt zu setzen.

Hier ist also eine Darmsanierung notwendig und sehr hilfreich. Eben schon angesprochen, kann Dir auch eine Leberentgiftung eine enorme Entlastung für Deinen Körper bieten. Die Leber hat verschiedene Aufgaben. Sie ist einmal für die Verarbeitung von Fetten zuständig, für die Verarbeitung Deiner Eiweiße, hier wird auch die Glucose gespeichert, ebenso die Vitamine und Spurenelemente. Durch die Entgiftungseigenschaft Deiner Leber werden hier auch Reste von allen Giften, Stoffen, Schwermetalle, Belastung usw., die in Deinem Körper umherschwirren gespeichert und Stück für Stück entgiftet. Die Leber kannst Du Dir so vorstellen wie die Müllabfuhr, die am frühen Morgen nach Silvester in Deiner Stadt, ob Großstadt oder Kleinstadt, dafür gesorgt hat, dass die ganzen Reste weggebracht werden und Deine Stadt wieder schön aussieht.

Das ist die Aufgabe der Leber. Deswegen hast Du morgens zwischen 2 und 3 Uhr vielleicht mal Schweißausbrüche oder Schmerzen, oder ein Druckgefühl im Bereich der Leber. Weil da Deine Leber anfängt zu reparieren und aufzuräumen, was in Deinem Körper so für Müll herumschwirrt. Aus diesem Grund ist es auch wichtig, eine Leberentgiftung zu machen.

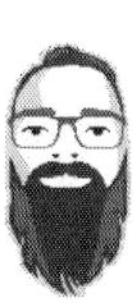

TIPP: Im Gegensatz zu einer Darmsanierung solltest Du eine Leberentgiftung nicht machen, wenn Du schwanger bist oder stillst!

Auch für die Leberentgiftung brauchst Du eine gesunde optimierte Ernährung. Denn es nützt nichts, wenn Du den Dreck abtransportierst und oben wieder reinschiebst. Das bringt nichts. Das ist wie Schneeschieben im tiefsten Schneesturm. Das bringt auch nichts.

So erleben es die Teilnehmer der Hashimoto Masterclass, hier erarbeiten wir genau diese Schritte in genau dieser Reihenfolge. Die Hashimoto Masterclass ist eine Möglichkeit eine Basis für ein gesundes Leben mit Hashimoto zu legen. Ich „predige" immer wieder gebetsmühlenartig „Es ist ein Leben mit Hashimoto, ja es ist DEIN Leben mit Hashimoto", und das kann wirklich leicht und angenehm für Dich werden.

Der 1. Schritt ist also eine Ernährungsumstellung.

In dieser Ernährungsumstellung drehen wir Deine Ernährung komplett auf links. Wir hinterfragen alles, was Du nimmst und prüfen quasi jeden einzelnen Baustein. Ich gebe Dir in enger Absprache anhand von Rezepten jeden Tag vor, was Du essen kannst. Sind da Lebensmittel dabei, die Dir nicht zusagen oder die Dein Körper nicht verträgt? Dann ersetzen wir das durch adäquate Lebensmittel. Dafür ist das Coaching, und dafür bin ich als Ernährungs- und Gesundheitsberatung auch dazu in der Lage und bin da, um Dich abzuholen und meine Tipps einzubringen, wo wir quasi Dein Ziel setzen.

Parallel zur Ernährungsumstellung setzen wir auch mental auf einen bewussten Umgang mit Hashimoto als Krankheit. Denn es ist wichtig zu verstehen was Hashimoto auf dieser Ebene mit Dir macht oder machen kann. Du erfährst wie Du mit Deinem Umfeld umgehen kannst und was Du auch für Dich tun kannst, um Hashimoto als Chance zu sehen.

Der 2. Schritt nach der erfolgreich umgestellten Ernährung ist der sanierte Darm. Eine Darmsanierung auf eine ganz, ganz sanfte Art und Weise. Dadurch transportieren wir also alle Schadstoffe ab und bauen die Darmflora neu auf.

Im 3. Schritt widmen wir uns Deiner Leber. Klar könnte man alles zusammen machen. Ich denke jedoch, dass sowohl Deine Psyche als auch Dein Kopf, der auf Zucker, Zucker, Zucker und Kohlenhydrate und noch mehr Zucker eingestellt ist in den ersten Wochen der Ernährungsumstellung sehr belastet wird.

Ich vergleiche es mal bewusst mit einem Drogenentzug. Du wirst unter Umständen sehr zu kämpfen haben, Deine Ernährung umzustellen. Dein Körper wird mit der Ernährungsumstellung zu schaffen haben. Das wird nicht leicht, aber wäre es leicht, wären wir alle nur noch rank und schlank und bräuchten „WW" und den ganzen Quatsch nicht. Das Programm mit den zwei Ws brauchst Du aber auch so nicht.

Der 4. Schritt, der eigentlich so nebenher und drumherum läuft ist ein gesundes Stressmanagement.

Ein Stressmanagement ist von höchster Wichtigkeit, um Dir als Hashimoto-Patient aufzuzeigen, wie wichtig Du bist. Es ist nicht nur wichtig, dass alle anderen in der Familie durch Dich versorgt werden, sondern es ist auch wichtig, dass Du Dir Zeit für Dich nimmst. Denn wenn Du das nicht tust, dann ist bald keiner mehr dazu in der Lage, Deine Familie zu versorgen oder zu unterstützen. Es ist wichtig, dass Dir das bewusst wird, dass Du an allererster Stelle kommst. Und dann ist es für den Rest der Familie wichtig, dass Du da bist.

Denn im Flugzeug wird Dir als erstes gesagt: „Setz Dir als erstes die Maske auf und dann rette Deine Mitmenschen in Deiner Umgebung". Es nützt nichts, wenn Du hundert Mitmenschen rettest - wenn Du denn so schnell bist - und Du selber dann keine Kraft mehr hast, die Maske aufzusetzen.

Wenn Du zusätzlich zu den Informationen aus diesem Kapitel eine ausführliche persönliche Analyse Deiner Situation benötigst, weil Du einfach wieder angenehmer leben möchtest oder Du einfach die Entscheidung getroffen hast mehr Wohlbefinden erleben zu wollen, dann melde Dich einfach bei mir und ich helfe Dir gerne mit einer individuellen Lösung Deiner Herausforderung weiter.

7.4 Nahrungsergänzungsmittel

Vitamine A, B, C, D, MSM, OPC, Ashwagandha. All diese Nahrungsergänzungsmittel, all diese Vitamine nehmen wir unter Umständen täglich zu uns. Gerade als Hashimoto-Patient sind wir bedacht, uns mit Nahrungsergänzungsmitteln zu unterstützen und da kein Defizit aufkommen zu lassen. Doch ist das Ganze sinnvoll? Ist das überhaupt notwendig, sich täglich ein zweites und drittes Frühstück mit irgendwelchen Pillen und Mittelchen einzuverleiben? All das wollen wir jetzt besprechen.

In diesem Teil des Kapitels schauen wir uns an, was es für Nahrungsergänzungsmittel gibt bzw. ob Nahrungsergänzungsmittel überhaupt notwendig sind. Denn wenn wir uns bei Hashimoto einfach gesund ernähren, reicht das in meinen Augen nicht aus.

Lass uns vorher bitte noch schnell einen Unterschied klären: Nahrungsergänzungsmittel und Medikamente

Was genau ist der Unterschied zwischen Nahrungsergänzungsmitteln und Medikamenten? Rechtlich gehören Nahrungsergänzungsmittel zu Lebensmitteln. Sie schauen zwar nicht aus wie Lebensmittel, riechen manchmal auch nicht unbedingt wie Lebensmittel. Sie kommen aber in einer konkret dosierten Form in den Handel und sind rechtlich also Lebensmittel. Sie sind definitiv keine Arzneimittel, dienen allerdings trotzdem dazu, Deine Defizite kurzfristig zu beheben und hier auch Deine tägliche Ernährung zu ergänzen, wenn es denn überhaupt notwendig ist.

Sind Nahrungsergänzungsmittel notwendig? Ich denke, das kommt hier auch auf den Einzelfall an. Möchtest Du einfach nur vorbeugen, ohne im Vorfeld Deine genauen Blutwerte zu kennen, also hier kein großes oder riesengroßes Blutbild gemacht zu haben? Dann kann ich nur mit erhobenem Hashimoto-Mentor-Finger sagen: „Stopp, bitte nicht. Bitte lass die Werte vorher von Deinem Arzt des Vertrauens prüfen!“

Denn das ist sehr wichtig, das Ganze vorher zu prüfen, denn Du kannst, ohne zu wissen, wie Deine Werte sind auch sehr großen Schaden anrichten. Im konkreten Fall von einer Überdosierung mancher Vitamine und Mineralstoffe kannst Du wirklich großen Schaden anrichten. Denn bei den Vitaminen und anderen Nahrungsergänzungsmitteln ist es wirklich so, dass hier alles im Körper ineinandergreift, bestimmte Dosen auch von anderen Vitaminen abhängig sind, die Einnahmezeiten abhängig sind von anderen Vitaminen. Man kann also nicht alle Vitamine auf einmal in sich hineinstopfen. Da gilt es einige Abstände zu anderen Vitaminen zu beachten. Bei fettlöslichen Vitaminen ist es so, dass Du diese mit ein bisschen Fett nehmen solltest, damit die auch wirklich super aufgenommen werden.

Bei manch anderen Vitaminen sollte man aufpassen, gerade als Hashimoto-Patient, dass man das L-Thyroxin entsprechend im Abstand zu den Vitaminen nimmt, damit das L-Thyroxin auch komplett vom Körper aufgenommen werden kann. Das hängt auch damit zusammen, dass der Vitamin- und Mineralstoffhaushalt eines jeden Menschen wirklich ein sehr komplexes System ist.

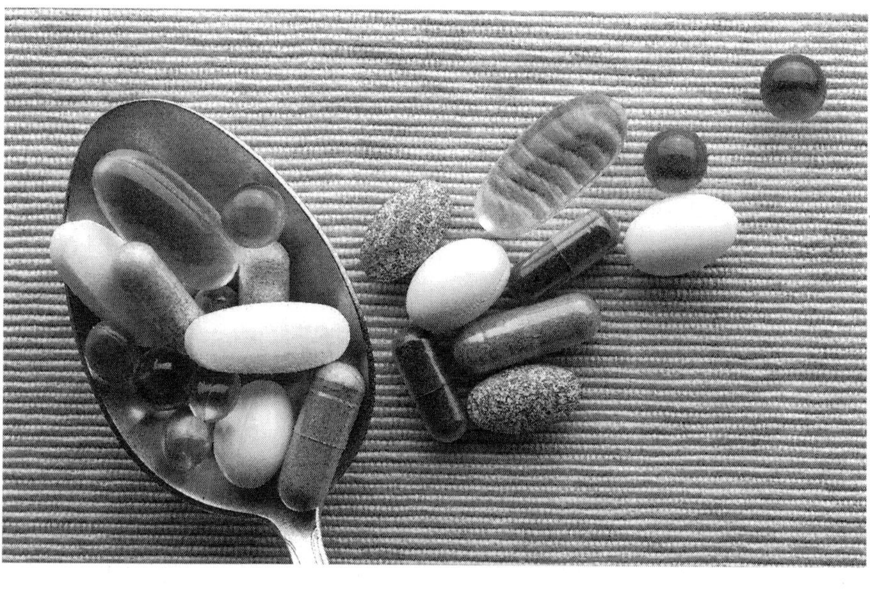

Es ist wirklich sehr wichtig, dass hier alles gut funktioniert und in einer gewissen Balance ist. Wenn das aus der Balance gerät, dann kann das sehr schnell kippen. Ein Beispiel, was ich Dir geben möchte ist Zink. Zink wird unter anderem auch empfohlen, wenn man Hashimoto hat. Man soll Zink nehmen. Wenn man aber bei Zink nicht auf seinen Kupferspiegel achtet und seinen Zink- und Kupferspiegel gleichzeitig prüfen lässt, kann es schnell passieren, dass Dein Zink- und Kupferspiegel unter dieser erhöhten Zinkeinnahme leidet, Du in einen Kupfermangel kommst und da auch wieder unangenehme Symptome auf Dich einprasseln.

Es hängt also wirklich alles zusammen. Bei Vitamin D ist es so, dass man Vitamin D z.B. mit Magnesium und Vitamin K2 nehmen soll, damit das wirklich optimal für Deinen Körper ist.

Welche Vitamine und Nahrungsergänzungsmittel ich empfehle, darauf kommen wir im weiteren Verlauf noch einmal. Also alles das, was ich gerade gesagt habe, ist wirklich ein Grund für Dich, das ernst zu nehmen, mit den Nahrungsergänzungsmitteln nicht zu spaßen. Lass von Deinem Arzt bezüglich der Blutwerte mit einem großen Blutbild konkrete Mängel feststellen, somit genau feststellen, an welchen Vitaminen und Mineralstoffen es Dir mangelt. Entsprechend dieser Werte kannst Du dann auch die Dosierung der Substitution absprechen und einstellen. Sodass Du nicht zu viel und nicht zu wenig nimmst. Bei Hashimoto ist es z.B. so, dass wir mit Hashimoto häufig an Nährstoffdefiziten leiden. Das Problem ist jedoch, dass der Arzt nicht unbedingt diese Blutuntersuchung dieser Vitamine und Mineralien anordnen kann.

Einfach so – weil die Kasse nicht bezahlt. Das ist ein großes Problem.

Oftmals müssen die Patienten diese Kosten dann selbst tragen, oft nicht unerhebliche Kosten, selbst wenn man das bei unabhängigen Laboren oder auch bei Internetanbietern machen lässt, sind das nun mal Kosten, die auf einen zukommen, wenn man ein komplettes Blutbild machen lässt, zusätzlich zu den von mir in den letzten

Seiten dieses Werkes schon empfohlenen Werten, um überhaupt zu schauen, wie es um das Hashimoto steht.

Hier empfehle ich noch zu schauen: Eisen, Zink, Selen, D3, B6, B12, Omega 3 und Omega 6. Wenn man schon mal dabei ist, kann man hier auch gleich noch das Vitamin K bestimmen lassen. Wenn man sich diese Menge Vitamine und Mineralstoffe und Spurenelemente und so weiter anschaut, dann wirst Du feststellen, dass die auch für eine große Zahl von Symptomen rund um Hashimoto mit verantwortlich sind. Sie werden allerdings fälschlicherweise von vielen Ärzten einfach nicht so sehr beachtet: „Ach, Sie sind nicht ordentlich mit Hormonen eingestellt. Dann müssen wir halt an der Schraube noch ein bisschen drehen." Wäre doch einfacher für Dich und für alle anderen, wenn man hier schaut, was man bei Mineralstoff- und Vitaminhaushalt noch abgleichen kann. In meinen Augen ist es wirklich sinnvoll, sich zu einem großen Blutbild durchzuringen, da dann doch mal zu investieren, um zu schauen, ob und wie Du Deinem Körper zusätzlich zu einer gesunden Ernährung noch was Gutes tun kannst.

Gerade bei einer einseitigen Ernährung ist es wichtig an die Ursachen für diese Mangelerscheinungen zu gehen und diese dann auch zügig durch die entsprechenden Nahrungsergänzungsmittel zu beseitigen.

Nun stellst Du vielleicht mir und auch Dir die Frage: „Ich esse doch genug Obst und Gemüse, da brauche ich doch gar keine Pillen, muss ich mir da überhaupt so viele Nahrungsergänzungsmittel kaufen? Das ist doch alles Quatsch."

Jein. Es gibt immer noch häufig Obst und Gemüse, das im derzeitigen Handel nicht wirklich so eine hohe Nährstoffdichte hat und so gut mit Vitaminen, Nährstoffen und Mineralstoffen versorgt ist, dass Du Dich nur von Obst und Gemüse super ernähren kannst. Ich habe heute gerade im Radio gehört, dass neun von zehn Menschen in Deutschland auf gesunde Ernährung schwören. Parallel dazu sagte man aber auch gleich, dass der Absatz von Fertigprodukten in die Höhe geht. Das ist doch eigentlich ein Widerspruch in sich.

Die Nahrungsmittelhersteller der Fertigprodukte liefern sich ja mehr oder weniger Zucker- und Weizenschlacht auf unsere Kosten. Und diese Bestandteile, vor allen Dingen der Zucker, sorgen Stück für Stück über einen Mangel an Vitaminen.

Denn Zucker ist wie Du schon weißt nicht nur ein Produkt der tausend Namen, sondern auch ein Vitaminräuber. Diese Bestandteile, Zucker und Weizen - was dort alles so verarbeitet wird - landen auch im Darm und sorgen dafür, dass wir Aufnahmestörungen haben. Von daher ist es wirklich wichtig, auch auf eine gesunde, nicht nur auf eine einseitige Ernährung zu achten, sondern auch auf eine gesunde Ernährung.

Wenn Du an Darmproblematiken leidest, dann kann ich Dir nur raten: Setz Dich mit Deinem Hausarzt zusammen, bespricht die Nahrungsergänzungsmittel, die da unterstützen können. Du kannst auch, wenn das schon diagnostiziert ist, mit einer Darmproblematik und wenn Du Deinen Darm sanieren möchtest - was ich wirklich immer wieder nur empfehlen kann - Dich an mich wenden. Wir können eine sanfte Sanierung besprechen, angefangen bei einer Ernährungsumstellung, die wirklich absolut notwendig ist, bis hin zur Sanierung und Abtransport von Giftstoffen und Aufbau einer gesunden Darmschleimhaut.

In den folgenden Zeilen dieses Kapitels geht es um Vitamine, Mineralstoffe, Spurenelemente und Sekundäre Pflanzenstoffe. Diese werden vom Körper nur in geringen bis sehr geringen Mengen aufgenommen.

Diese Stoffe liefern dem Organismus keine Energie, haben jedoch vielfältige Aufgaben. Sie sind bspw. am Aufbau des Körpers beteiligt. Calcium und Phosphor sind zum Beispiel für den Aufbau der Knochen und Zähne mit verantwortlich, Magnesium ist ein Aktivator von mehr als 300 Enzymen und sorgt u.a. für Entspannung der Muskulatur.

Vitamine und Sekundäre Pflanzenstoffe sorgen für die Entschärfung der freie Radikale.

Im Folgenden stelle ich Dir ein paar Vitamine und auch Mineralstoffe vor. Beachte bitte, dass die Dosierung an die einnehmende Person angepasst werden sollte und die normalen Mengenangaben teilweise unterdosiert sind und nicht dem tatsächlichen Bedarf eines gesunden und erst recht nicht einem kranken entsprechen. Hier solltest Du Dich informieren und eigenverantwortlich supplementieren oder einen Experten suchen.

7.4.1 VITAMINE

Vitamine sind Stoffe, die der Mensch nicht herstellen kann (mit Ausnahme von Vitamin D). Vitamine werden allerdings für jede Menge lebensnotwendige Aufgaben benötigt, sie sind an unzähligen Abläufen im Körper beteiligt:

- Wachstum
- Regeneration
- Energiegewinnung
- winzige Motoren im Stoffwechsel
- halten den Körper in gesundem Gleichgewicht
- arbeiten wie alles im menschlichen Körper „Hand-in-Hand“
- werden in wasserlöslich, fettlöslich und vitaminähnliche Substanzen unterteilt

WASSERLÖSLICHE VITAMINE

Die wasserlöslichen Vitamine (B-Gruppe, C und Biotin), können kaum gespeichert werden. Das heißt nach 1-2 Tagen werden die Überschüsse ausgeschieden. Daher ist eine tägliche Zufuhr über die Nahrung empfehlenswert.

VITAMIN C

- gehört zu den sog. „Antioxidantien“
- schützt die Körperzellen vor freien Radikalen

- unterstützt Zellen bei Kollagenproduktion
- ist an Produktion von Hormonen beteiligt
- ist an gesunder Blutbildung beteiligt
- Quellen: Acerola Kirsche, Camu-Camufrüchte, Zitronen, Orangen, Hagebutten, Sanddornbeeren, Bärlauch, Sauerampfer, Brennessel, Schwarze Johannisbeeren

ACHTUNG: Vitamin C ist hitzeempfindlich 😉

VITAMIN B1 (THIAMIN)

- spielt eine wichtige Rolle als Co-Enzym im Kohlenhydratstoffwechsel
- ohne B1 wird keine Glucose im Körper verarbeitet - ohne Glucose gibt es keine Energie
- Quellen: Hülsenfrüchte, Amaranth, Algenprodukte

VITAMIN B2 (RIBOFLAVIN)

- ist an Energiegewinnung aus Kohlenhydraten und Fetten beteiligt
- sorgt für eine optimale Bildung der roten und weißen Blutkörperchen
- ist zusammen mit Vitamin A für Haut und Schleimhäute zuständig
- Quellen: Mandeln, Eier, Fleisch

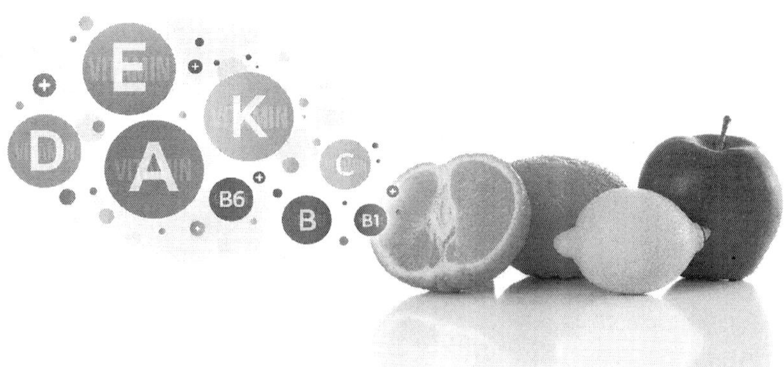

VITAMIN B3 (NIACIN)

- kann vom Körper aus der Aminosäure Tryptophan hergestellt werden – allerdings nur, wenn nicht genug Vitamin B3 über die Nahrung zugeführt wird
- Nachteil: dann kann Tryptophan nicht mehr für die Serotoninherstellung genutzt werden, es entsteht also ein Serotoninmangel – was zu Schlafmangel führen kann
- indirekt ist Vitamin B3 also verantwortlich für ausgeglichenes Seelenleben, mehr Konzentration und gesunden Schlaf
- Vitamin B3 optimiert den Stoffwechsel von Kohlenhydraten, Fetten und Eiweißen
- ist an der Produktion von Magensäure und Gallenflüssigkeit beteiligt und senkt den Cholesterin- und Blutfettspiegel
- Quellen: Mandeln, Nüsse, Kürbiskerne, Pilze, Hülsenfrüchte

VITAMIN B5 (PANTOTHENSÄURE)

- in üblicher Nahrung eher spärlich vorhanden
- ein Mangel fördert Entzündungen und bspw. Haarausfall
- gemeinsam mit anderen B-Vitaminen bietet es eine Schutzfunktion für Haut, Haar, Fingernägel und Schleimhäute
- Quellen: Sonnenblumenkerne, Nüsse, Eier und Fisch

VITAMIN B6 (PYRIDOXIN)

- ist am Eiweißstoffwechsel beteiligt und dient hier als Katalysator (Beschleuniger)
- kümmert sich um den Natrium- und Kaliumhaushalt
- arbeitet grundsätzlich mit Vitamin B2 zusammen
- hilft bei Versorgung der Nervenzellen mit Glucose
- Quellen: Hefe, Leber, Nüsse (vor allem Walnüsse), Sesamsamen, Kohlgemüse, Avocado, Bananen

VITAMIN B12 (COBALAMIN)

- wird ausschließlich von Mikroorganismen gebildet – in erster Linie im Darm
- ist in Gewebe eingebaut (Fleisch, Fisch, Eigelb)
- eine optimale Aufnahme findet nur mit „Intrinsicfaktor" (spezielles Transporter Protein) statt
- an der Bildung der roten Blutkörperchen beteiligt
- sorgt für einen Schutz der Nervenzellen

FOLSÄURE (VITAMIN B9)

- natürliche Bezeichnung „Folat"
- wirkt besonders im Gehirn und Nervensystem
- beteiligt an der Bildung weißer Blutkörperchen
- wichtiger Hilfsstoff bei Produktion der DNA (vor allem in der Schwangerschaft)
- der Bedarf steigt bei Stress, Zigaretten- und Alkoholkonsum
- Quellen: Grünes Blattgemüse, Nüsse, Hülsenfrüchte

BIOTIN (VITAMIN H)

- gehört zur Gruppe der B-Vitamine
- sorgt für ein gesundes Wachstum der Zellen und die Bildung von Hautgewebe
- hilfreich bei Hautproblemen und Haarausfall
- Quellen: Walnüsse, Mandeln, Eier

FETTLÖSLICHE VITAMINE

Diese Vitamine (einfach zu merken: E, D, K, A) können idealerweise nur in Verbindung mit Fett aus dem Darm resorbiert werden. Sie werden hier wie Fette aufgenommen und über die Lymphe in die Blutbahn transportiert.

Ein Überschuss wird auch in der Leber gespeichert und in unserem Fettgewebe eingelagert. Aufgrund dessen kann es zu einer Überdosierung führen da sie nicht ausgeschieden werden können. Die Speicher werden nur bei Bedarf „entleert“.

VITAMIN A (RETINOL)

- ist das „Augenvitamin“ schlechthin und hält zusätzlich Haut und Schleimhäute gesund
- Vitamin A kann bei Frauen für eine angenehmere Menopause sorgen, denn es fördert die Progesteronbildung
- Wechseljahresbeschwerden rühren von einem Progesteronmangel
- bei Männern kann durch die Einnahme von Vitamin A die Spermienproduktion und die Potenz gefördert werden
- Quellen: in tierischen Produkten gibt es das Vitamin A... in Pflanzen ist es das Provitamin A (Beta-Carotin) Provitamin A muss jedoch erst im Körper umgewandelt werden. Unser Körper stellt daraus Vitamin A her (aus 12 Mikrogramm Pro Vit. A werden 1 Mikrogramm Vit. A)

VITAMIN E (TOCOPHEROL)

- Vitamin E gilt als einer der wichtigsten Radikalfänger und verhindert die Zerstörung verschiedener Zellstrukturen
- so ist es daran beteiligt, die Alterungsprozesse zu verlangsamen
- Quellen: hochwertige Pflanzenöle, Nüsse, Ölsaaten und Samen

VITAMIN D (CALCIFEROL)

- es wird im Körper durch Sonnenlichteinstrahlung gebildet (ca. 15–20 Minuten Sonnenlicht in der Mittagssonne OHNE Sonnencreme sind ausreichend)
- neben Sonnenlicht wird Cholesterin zur Vitamin D Produktion benötigt

- Vitamin D ist hauptverantwortlich für eine dauerhafte Knochengesundheit (hierfür ist eine Kombination mit Calcium, Vitamin K2 und Magnesium notwendig)
- Vitamin D ist an der Unterstützung des Immunsystems beteiligt
- es kann bei Übergewichtigen bei der Verminderung des Körperfettes helfen
- Quellen: in Freilandeiern, Fisch und Pilzen - eine Aufnahme aus der Nahrung ist sehr, sehr gering

Für eine ausführliche Information rund um Vitamin D empfehle ich Dir meinen Vitamin D-Berater als Download

https://hashimoto-mentor.de/vitamin-d-ratgeber/

VITAMIN K (PHYLLOCHINON(K1) UND MENACHINON(K2))

- die Form K1 wird von Pflanzen hergestellt
- K2 wird hingegen von Bakterien hergestellt
- Vitamin K unterstützt bei der Synthese von Gerinnungsfaktoren (bei Verletzungen bspw.)
- Quellen: K1 in grünem Blattgemüse, Rosenkohl, Grünkohl, Petersilie; K2 in Sauerkraut, Leber

EXTRAWURST – DIE VITAMINÄHNLICHE SUBSTANZ:

CARNITIN

- kann vom Organismus selbst aus Aminosäuren Lysin und Methionine aufgebaut werden
- Carnitin schleust Fette in die Zelle und ist an Entgiftungsprozessen in den Zellen beteiligt
- Quellen: Bierhefe, Fisch und Fleisch

7.4.2 MINERALSTOFFE

Mineralstoffe sind jene Stoffe, von denen der Körper mehr als 50mg/Kg Körpergewicht enthält (Magnesium, Calcium, Phosphor). Sie sind auch bekannt unter dem Begriff Mengenstoffe. Im folgenden Kapitel stelle ich Dir auszugsweise ein paar vor.

MAGNESIUM

- Magnesium aktiviert mehr als 320 Enzyme
- es schützt das Nervensystem, sorgt für Muskelentspannung und wirkt entzündungshemmend
- die Einnahme von Magnesium kann positive Auswirkungen auf den Hormonhaushalt haben
- es ist an der Blutdruckregulation, am Glucosestoffwechsel, der Proteinbildung u.v.m. beteiligt
- Magnesium aktiviert das Vitamin C und hat entgiftende Eigenschaften
- je höher Magnesiumspiegel im Körper (nicht verwechseln mit der Zufuhr), desto geringer kann das Diabetesrisiko sein
- Quellen: besonders reich: Kürbiskerne, Sonnenblumenkerne, Cashewkerne, Amaranth, Quinoa, Sesam, Mandeln

ZINK

- Zink ist bekannt als das „Fruchtbarkeitsmineral“
- es ist ein Baustein und Aktivator von mehr als 200 Enzymen
- Quellen: Nüsse (Paranüsse), Kürbiskerne, Avocados, Trockenfrüchte, Eier

WICHTIG:

- bei Zink als Nahrungsergänzungsmittel bitte vorher Kupferserumwerte prüfen lassen (sind diese im Verhältnis zu den Zinkwerten zu hoch, dann empfehle ich Zink als Monopräparat - ansonsten kann hier auch auf ein Kombipräparat Zink - Kupfer zurückgegriffen werden)

7.4.3 SPURENELEMENTE

Spurenelemente sind jene Mineralstoffe, von denen der Körper weniger als 50 mg/ kg Körpergewicht enthält - quasi nur eine Spur.

Eine Ausnahme gibt es auch hier: Eisen - Der Eisenanteil liegt bei 60 mg dennoch ist es ein Spurenelement.

Hier ein paar Beispiele für Spurenelemente: Eisen, Zink, Selen, Kupfer

Eisen: Ist unverzichtbar für die Bildung von Hämoglobin. Es ist in Lebensmitteln wie rotem Fleisch, Geflügel, Muscheln, Eiern, Trockenfrüchten, grünem Gemüse, etc. zu finden.

Jod: Regt den Stoffwechsel sowie Wachstum und Entwicklung des Körpers an. Lebensmittel, die Jod enthalten, sind Meeresfrüchte, mit Jod angereichertes Salz.

Selen: ist ein Antioxidans und ist notwendig, für die Festsetzung der freien Radikale im Körper. Du findest es in Lebensmitteln wie Meeresfrüchten und Fleisch.

7.4.4 SEKUNDÄRE PFLANZENSTOFFE

Sind die Stoffe, die von der Pflanze im sekundären Stoffwechsel gebildet werden. Der primäre Stoffwechsel der Pflanze ist für deren Wachstum zuständig, im sekundären Stoffwechsel werden wichtige Funktionen im Rahmen des Abwehrsystems übernommen.

Sekundäre Pflanzenstoffe schützen vor Infektionen mit Viren und Bakterien, sie hemmen das Wachstum von Bakterien und Pilzen, wirken antioxidativ, denn sie fangen freie Radikale ab.

Sie regen das Immunsystem an und fördern die Verdauung. Die Aufgaben der sekundären Pflanzenstoffe liegen eher im Bereich der Prävention. Sie sorgen Aufgrund der Bitterstoffe für eine vielseitige Kost.

In isolierter Form sind sie schädlich (teilweise können sie auch synthetisch hergestellt werden).

Die Einnahme von Bitterstoffen kann gut bei Heißhungerattacken auf SÜSSES unterstützen!!

7.4.5 NAHRUNGSERGÄNZUNGSMITTEL – Meine Dosierungsempfehlungen

BITTE achte bei der Dosierung auf eine enge Zusammenarbeit mit Deinem behandelnden Arzt!

- Selen: empfohlen 200 Mikrogramm/ Tag - wirkt entzündungshemmend
- Zink: empfohlen 20 mg/ Tag - verbessert das Allgemeinbefinden und beugt der dInfektanfälligkeit vor
- Vitamin D: 2000-4000 i.e./Tag
- Vitamin K2: 100 Mikrogramm/ Tag
- Magnesium Citrat: bis zu 3 mal 100mg

BITTE achte bei der Dosierung auf eine enge Zusammenarbeit mit Deinem behandelnden Arzt!

Bei weiterem Informationsbedarf sprich mich bitte direkt an.

Bei meinem Kooperationspartner >> Sports & Health << (Link klicken und Du wirst weitergeleitet) kannst Du mit dem Code „**hashimotomentor10**" Deine Vitamine und Mineralstoffe mit 10% Rabatt auf den Einkauf auffüllen.

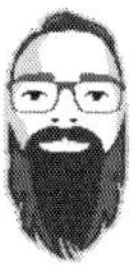

TIPP: Worauf wartest Du nun noch? Fang einfach an. Du bist bereit für ein genussvolles, gesundes Leben voller Wohlbefinden

Kapitel 8

Rezepte

Dieses Kapitel liefert mit einem 3 Tagesplan Rezepte für einen leichten Start in ein gesünderes Leben mit Hashimoto und einen Einblick in meine Arbeit als Hashimoto-Mentor

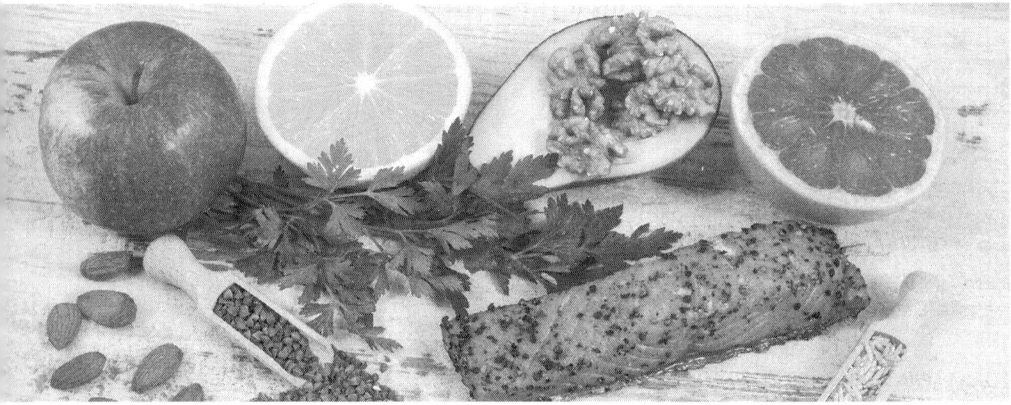

8.1 Tag 1

Frühstück

Feel Good Smoothie

Zutaten:
1 Mango
1 gefrorene Banane (in mittleren Stücken)
Saft ½ Orange

Saft ½ Limette
220g Mandelmilch
10g geschrotete Leinsamen

Zubereitung:
1. Leinsamen in einer Küchenmaschine schroten
2. Gib alle Zutaten in den Mixer ein und püriere alles zu einer cremigen Masse
3. In Gläser umfüllen und servieren

Mittagessen

Orangen Fenchel Lachs

Zutaten:
500g Lachs
Butter zum Einfetten
2 Orangen
1 Fenchelknolle
Salz und Pfeffer nach Bedarf

Zubereitung:
1. Backofen auf 180 °C vorheizen.
2. Lachs waschen und in 5 cm breite Streifen schneiden
3. Eine Auflaufform mit Butter einfetten
4. Orangen schälen und das Fruchtfleisch herausschneiden den Saft auffangen
5. Fenchel waschen und in dünne Streifen schneiden
6. In der Auflaufform nun abwechselnd Lachs, Orangenfilets und Fenchel verteilen
7. Mit Salz und Pfeffer würzen, den restlichen Orangensaft darüber gießen
8. 25–30 Minuten in den Backofen damit
9. Servieren und genießen

Abendessen

Zitronen-Blumenkohlsalat mit Avocado

Zutaten:
Saft von 1–2 Zitronen
50g Olivenöl
1 Blumenkohl
3 Karotten (geraspelt)
1 Avocado
60g Rosinen
60g Sonnenblumenkerne (optional geröstet)
Salz und Pfeffer nach Bedarf

Zubereitung:
1. Blumenkohl waschen und in kleine Röschen zerteilen
2. In etwas Wasser bissfest garen
3. Karotten raspeln oder in einer Küchenmaschine zerkleinern
4. Zitronensaft, Öl und Salz mischen
5. Über den Blumenkohl gießen und mindestens 1 Stunde ziehen lassen
6. Anschließend Rosinen, in Würfel geschnittene Avocado, Karotten und die Sonnenblumenkerne hinzugeben
7. Vermischen, servieren und genießen

8.2 Tag 2

Frühstück

Fruchtige Arme Ritter

Zutaten:
2 Eier
1 Handvoll frische Beeren (TK Variante auch möglich)
2 Bananen
Zimt

2–4 Scheiben glutenfreien Toast oder Kastanientoast (Rezept folgt als nächstes)
Kokosöl zum Braten

Zubereitung:

1. Eier, Beeren, Bananen und Zimt in einer Schüssel oder einer Küchenmaschine vermischen
2. Nach der Zubereitung des Toasts /Sandwich die einzelnen Scheiben in dieser Ei-Mischung wenden – bis diese sich vollgesogen haben
3. Öl in einer Pfanne erhitzen und die Toast-/ Sandwichscheiben einzeln von beiden Seiten langsam anbraten
4. Servieren kannst Du alles mit etwas frischen Beeren oder ein paar Nüssen

Glutenfreies Sandwich

Zubereitungszeit: 20 Minuten **Für 4–6 Stück**
40g Butter
60g Kokosmehl
40ml Wasser
6 Eier (Größe M)
1 TL Backpulver
Salz
frisch gemahlener schwarzer Pfeffer
weitere Kräuter oder Gewürze nach Belieben

Zubereitung:

1. Den Backofen auf 150° C vorheizen. Alle Zutaten mit 40ml Wasser in der Küchenmaschine oder per Hand zu einer cremigen Masse verarbeiten.
2. 10–15 Minuten im vorgeheizten Ofen backen. Du kannst den Teig aber auch in einer mikrowellengeigneten Form verteilen und 3–6 Minuten bei 900 Watt in die Mikrowelle backen.
3. Das Sandwich in der Mitte teilen und je nach Bedarf noch im Toaster toasten.

Mittagessen

Gefüllte Putenpaprika

Zutaten:
4 Paprika
150g – 300g Putengeschnetzeltes
250g Spinat
1 Knoblauchzehe
100g Cherry Tomaten
Petersilie
Saft ½ Zitrone
Salz und Pfeffer nach Bedarf

Zubereitung:

1. Den Ofen auf 180°C vorheizen.
2. Paprika waschen und das Stielende abschneiden – aushöhlen und die kleinen Samen entfernen. Schalotten und Knoblauch schälen und fein würfeln.
3. Tomaten waschen und in Würfel schneiden, Spinat waschen und gut abtropfen lassen.
4. Zitrone halbieren und eine Hälfte auspressen. Öl in einem Topf erhitzen, Schalotten und Knoblauch darin ca. 1 Minute anbraten. Tomaten, Zitronensaft zugeben.
5. Zugedeckt bei mittlerer Hitze ca. 5 Minuten schmoren.
6. Spinat, Petersilie und 50g Wasser zugeben.
7. Mit Salz und Pfeffer würzen, ca. 3 Minuten köcheln.
8. In der Zwischenzeit das Putenfleisch scharf anbraten.
9. Paprikaschoten in eine Auflaufform setzen, mit der Spinatmischung und dem Putenfleisch füllen.
10. Im Ofen ca. 45 Minuten garen und anschließend servieren.

Abendessen

Brokkoli Lauch Suppe

Zutaten:
1 großen Lauch
1 kleine Zwiebel

500g Brokkoli
880ml Wasser
220ml Kokosmilch
10g Ghee
opt. 2 Knoblauchzehen
Salz und Pfeffer nach Bedarf

Zubereitung:

1. Zwiebel, Knoblauch und Ingwer hacken bzw. pressen.
2. Brokkoli putzen und in kleine Röschen teilen.
3. Alle Zutaten in einem großen Topf zum Kochen bringen.
4. Anschließend das Ganze für 30 Minuten abgedeckt köcheln lassen.
5. Vor dem Servieren entweder in einer Küchenmaschine oder mit dem Pürierstab zu einer cremigen Suppe pürieren.
6. Mit Salz und Pfeffer abschmecken und servieren.

8.3 Tag 3

Frühstück

Fenchelgemüse mit Rührei und Lachs

Zutaten (für eine Portion):
2 Fenchelknollen
Saft ½ Zitrone
Einige Zweige frischer Thymian
10g Olivenöl
6 Eier
100g Räucherlachs oder TK-Lachsfilet
Salz und Pfeffer nach Bedarf

Zubereitung:

1. Fenchelknollen waschen, halbieren, vom Strunk befreien und in Streifen schneiden.
2. Etwas Wasser in einer Pfanne erhitzen und den Fenchel darin für 5–10 Minuten dünsten.

3. Mit Salz und Pfeffer abschmecken.
4. Anschließend den Fenchel vom Herd nehmen und mit Zitronensaft ablöschen.
5. Thymian waschen, die Blätter hacken und zum Fenchel dazu geben.
6. In einer weiteren Pfanne das Rührei zubereiten und den Räucherlachs (zerteilt) mit in die Eimasse geben und langsam mit anbraten.
7. Rührei-Lachsgemisch auf dem Fenchel anrichten, abschmecken und servieren.

Mittagessen

Curry Huhn Salat

Zutaten:
600g Hähnchen-/ Hühnchenbrust
110g rote (dunkle) Weintrauben
3 Stangen Staudensellerie
2 Schalotten
50g Mandelblättchen
Kleines Stück Ingwer
Currypulver nach Geschmack
Kräuter, Salz und Pfeffer nach Bedarf

Zubereitung:

1. Hühnchenbrust anbraten, mit Salz und Pfeffer würzen.
2. Sellerie würfeln.
3. Wasser zum Hühnchen Fleisch hinzugeben, bis das Fleisch abgedeckt ist.
4. Die Pfanne abdecken und für weitere 15 Minuten köcheln lassen.
5. Nach 7 Minuten die Selleriewürfel hinzugeben.
6. Zum Abkühlen beiseitestellen.
7. Sobald das Hühnchen abgekühlt ist, in kleine Stücke schneiden.
8. Alle Zutaten in einer Schüssel vermischen, würzen, abschmecken und servieren.

Abendessen

Pilz Ragout

Zutaten:
400g Champignons oder gemischte Pilze
1 Zwiebel
20g Kokosöl
200ml Wasser
200g Mandel-/ Kokosmilch
10g Mediterraner Suppengrundstock (Rezept Phase I)
5g edelsüßes Paprikapulver
Kräuter, Salz und Pfeffer nach Bedarf

Zubereitung:
1. Pilze putzen, halbieren oder vierteln.
2. Zwiebel schälen und würfeln – mit Öl in einer Pfanne anbraten.
3. Pilze hinzugeben, salzen und für ein paar Minuten dünsten.
4. Wasser, Nussmilch, Suppengrundstock, Paprikapulver, Salz und Pfeffer hinzugeben und für weitere 25 Minuten garen.
5. Anschließend abschmecken und servieren.

Resümee – kurzer Ausblick

Nachdem Du nun dieses Buch gelesen und die eine oder andere Sache für Dich mitgenommen hast, freue ich mich umso mehr, wenn Du zusätzlich dazu auch noch beginnst die Tipps aus dem Buch umzusetzen. Sieh es bitte so, dass Du Dich verändern darfst und nicht musst.

Dürfen anstatt zu müssen

MUSS ich das alles machen oder DARF ich das alles machen – das ist immer wieder eine Formulierung, die bei uns Schilddrüsenpatienten im Kopf eine ganze Menge anrichten und anstellen kann. Wenn es um unsere Gesundheit geht, ist die Kombination mit „müssen" so eine Sache. Mein Arzt hat mir vor acht Jahren gesagt: „Herr Gehlmann, Sie MÜSSEN auf Ihr Gewicht achten. Und passen Sie auf, das ist nicht gut für Ihr Knie, das ist nicht gut für Ihren Körper!" Da war mein erster Gedanke: „What? Ich muss auf mein Gewicht achten? Es geht mir doch gut."

Wenn es jedoch schon soweit ist, dass Dir Dein Arzt solch einen Rat gibt, dann nimm ihn gern an. Wenn er Dir sagt, dass Du auf bestimmte Dinge achten MUSST, dann solltest Du überlegen, ob da nicht doch etwas dran ist. Und dann beginnen kleines bisschen zu hinterfragen und vielleicht auch mit Deinem Umfeld darüber sprechen, inwiefern das tatsächlich der Wahrheit entspricht. Jeder hat ja so seine eigene Wahrheit – da hilft der Blick des Umfeldes oft sehr!

Und von daher möchte ich Dir nochmal so einen kleinen Tipp mit auf den Weg geben: DARFST Du es oder MUSST Du es?

MUSST Du denn abnehmen? Oder ist es wichtig für Dich, dass Du Dich entscheidest, dass Du jetzt abnehmen darfst?

MUSST Du denn ohne Symptome leben mit Deinem Hashimoto oder DARFST Du es?

Hast Du die Chance dazu, mit einem bewussteren Lebensstil Deine Symptome in den Griff zu kriegen und mehr Energie zu haben?

DARFST Du dann mit mehr Energie Deinen Tag leben?

DARFST Du ein leichteres Leben mit Hashimoto oder auch mit einer Schilddrüsenunterfunktion führen oder MUSST Du es?

Es zwingt Dich ja niemand dazu.

Ich habe in meiner Facebook-Gruppe aktuell 1200 Gruppenmitglieder. Ich biete jedem, der in meiner Gruppe ist, ein kostenfreies Analysegespräch an. Ich habe aber noch nicht mit jedem in meiner Gruppe so ein Gespräch geführt. MÜSSTEN sie es oder DÜRFEN sie es? In meinen Augen ganz klar. Ihr DÜRFT es. Und in Euren Augen vielleicht MÜSST ihr es? Nein, ihr müsst es nicht.

Müsst ihr mit mir zusammenarbeiten? Nein. Müsst ihr nicht. Ihr dürft. Ihr dürft von Euch aus die Entscheidung treffen: „Ich bin bereit für ein leichteres Leben mit meinem Hashimoto. Ich bin bereit für einen energiegeladeneres Leben mit meiner Schilddrüsenunterfunktion!“

Das dürft ihr, das darfst Du. Aber Du musst es nicht. Dann ist es auf der anderen Seite aber auch wichtig, dass Du nicht jammerst, wie schlecht es Dir doch geht und dass die ganze Welt Dich nicht versteht; und es ist alles so schlimm und so grausam; und es bedeutet ja so viel Verzicht auf all diese Sachen nicht mehr zu greifen zu können – wovon sollst Du nur leben, wenn Du Dich nicht entscheidest, etwas zu dürfen. Wenn Du nicht bereit bist, beispielsweise dieses kostenfreie Gespräch zu nutzen, weil Du Angst hast, ich könnte Dir etwas verkaufen.

Ich biete Dir folgendes an: Komm in meine Gruppe und frag einfach die „Jungs und Mädels“ die ich schon kostenfrei beraten habe. Schau in meiner Facebook-Gruppe nach. Es gibt genug Feedback zu den Gesprächen.

https://hashimoto-mentor.de/einladung/

Ich habe schon locker mindestens der Hälfte der Menschen in diesen Gesprächen gesagt: „Eine Zusammenarbeit ist von meiner Seite aus nicht notwendig, denn Du brauchst Geduld und dann wird es."

Wenn ich also für mich sehe, hier besteht kein Bedarf, dann sage ich ganz klar: „Hey, eine Zusammenarbeit ist nicht notwendig." Ich bin auch keinem böse, der nach so einem kostenfreien Gespräch sagt: „Alles klar. Das ist alles interessant. Ich probiere das erst einmal selber aus. Du hast mir so viele Tipps und Tricks mitgegeben."

Hey, fantastisch! Dann sage ich: „Super! Da habe ich schon mal was erreicht mit dem Gespräch, nämlich ein Umdenken in Deinem Kopf. Du darfst nun weiter entscheiden, wie gehst Du den Weg?"

Gehst Du den Weg alleine oder suchst Du Dir Unterstützung? Bin ich die Unterstützung – umso besser für mich. Ist jemand anders, die Unterstützung super – auch gut für Dich. Denn dann hast Du Dich entschieden, einen anderen Weg zu gehen, um leichter zu leben. Aber Du hast Dich entschieden etwas für DICH zu tun.

Also als allererstes solltest Du Dich fragen: Darfst Du oder musst Du? Denn ich denke: Du musst gar nichts. Denn Du entscheidest Dich, etwas zu dürfen. Du entscheidest Dich, eine andere Ernährung zu Dir nehmen zu dürfen. Du musst das nicht, aber Du darfst das. Du hast die Chance dazu, das zu ändern, was zu ändern geht. Wichtig ist nur, diesen Schritt zu gehen. Und das Ganze auch durchzuziehen.

Denn das darfst Du. Du darfst Dir was Gutes tun. Du darfst auch Deinem Umfeld etwas Gutes tun, indem Du Dir was Gutes tust.

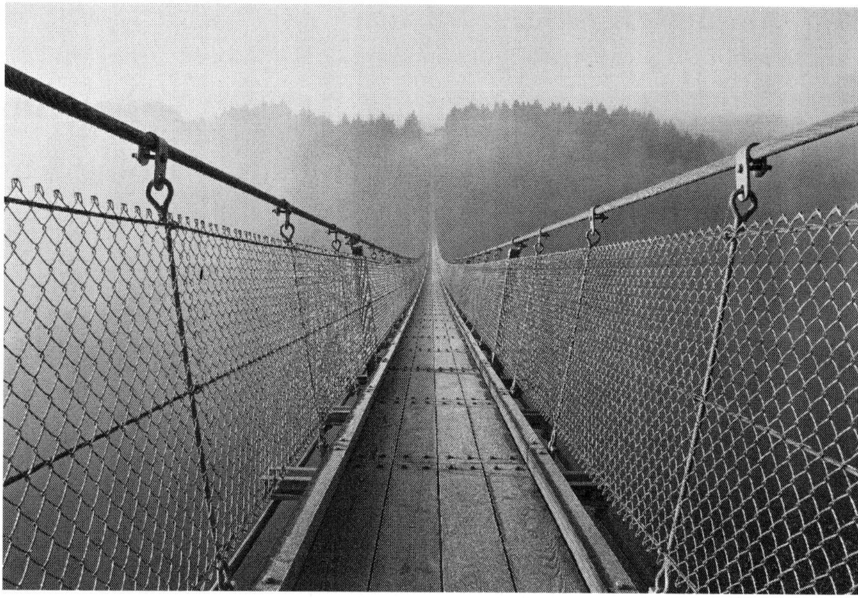

Mein Traum

Eigentlich hatte ich kurz die Idee, dieses Kapitel mit den berühmten Worten von Martin Luther King zu eröffnen: „I have a dream!"

Ach was solls, dann halt jetzt so mittendrin: Ich habe einen Traum, einen Wunsch. Für uns Hashimoto-Patienten sollte es nicht mehr notwendig sein, dass wir uns begründen und erklären müssen. Wie wundervoll wäre es nach einer Diagnose dieser Autoimmunkrankheit vom Arzt mal mit den Worten: „Frau Schnitzlhuber, Sie haben Hashimoto. Ich gebe Ihnen hier mal ein Rezept mit, diese Hormone nehmen Sie jetzt erstmal in dieser Dosis. In 4-6 Wochen sehen wir uns zu einer weiteren Kontrolle wieder. Parallel dazu haben Sie hier eine Liste mit Experten, die sich außerhalb der Schulmedizin mit Ernährung und bspw. auch dem Stressmanagement befassen. Machen Sie da mal einen Termin und lassen sich beraten was Sie da noch erreichen können." verabschiedet zu werden. Ich habe direkt Gänsehaut, wenn ich das nochmal lese.

Solltest Du Arzt sein und dieses Buch lesen, dann schau doch mal, ob Du das nicht für Dich so adaptieren kannst. Das schafft auf jeden Fall mehr vertrauen als: „Sie müssen einfach nur weniger Essen." „Machen Sie sich mal nicht so einen Stress!" „Nehmen Sie von jetzt an die Tabletten hier - mehr müssen Sie nicht beachten und mehr können wir nicht machen!"

Zusätzlich zu der Behandlung mit der Schulmedizin empfehle ich Dir Dich ganzheitlich und auch nachhaltig zu informieren, was Du zusätzlich tun kannst. Ich möchte Dir hier zusammenfassend noch einmal meine Vorschläge auflisten, die allesamt ein kleines Puzzleteil auf Deinem Weg in leichteres Leben mit Hashimoto darstellen. Die Reihenfolge ist zufällig gewählt...

- Vitamin D Beratung
- Ernährungsumstellung
- Darmsanierung
- Leberentgiftung
- Mehr Bewegung
- Entspannung, Achtsamkeit, Stressmanagement
- Vitamine und Mineralstoffe gezielt auffüllen
- Glücklich werden
- Annehmen und den Kampf gegen Hashimoto beenden
- Meditation, Autogenes Training, Progressive Muskelentspannung
- Vertrauen zu Dir und Deinem Körper aufbauen

Ich möchte an dieser Stelle die Gelegenheit nutzen und ein paar Stimmen von Betroffenen aus meiner Facebookgruppe zu Wort kommen lassen. Das wünschen sie sich von den Ärzten:

Insa: „Wir prüfen jetzt regelmäßig bei Ihnen die wichtigen Vitamine und Nährstoffe, die Sie brauchen. (Vitamin D, Eisen, Vitamin B 12, Selen, ...) und die Blutwerte (alle für Hashimoto wichtigen nicht nur TSH). Das wäre ein Traum.

Chris: „Ihr Wohlbefinden als Patient ist hier entscheidend und nicht nur wie oben schon geschrieben ein Blick auf den TSH. Jeder Mensch ist individuell und benötigt eine dementsprechende Einstellung/ Behandlung."

Bianca: „Die Dosis bitte langsam erhöhen. Ich sollte gleich mit 75 µm anfangen und war so übel durch, fühlte mich wie auf Drogen. Nach Rücksprache meinte der Arzt dann, dass ich wohl doch besser erst ne halbe Tablette über ein paar Tage nehmen sollte. Wenn es nicht besser wird erstmal nur ne 1/4 Tablette."

Mirja: „Wir schauen ganzheitlich und stempeln Sie nicht als Hypochonder ab. Wir haben Verständnis und versuchen zu helfen, auch wenn es nicht in 5 min mit einer Tablette getan ist. Wir nehmen Ihre Beschwerden ernst und belächeln Sie nicht und halten Sie nicht für dumm."

Du möchtest erfahren, wie Du mit weiteren Herausforderungen umgehen kannst?

Dann lade ich Dich herzlich in meine Facebookgruppe ein. Hier findest Du den LINK zur GRUPPE:

https://hashimoto-mentor.de/einladung/

Platz für Notizen

Quellen

Ausbildungsunterlagen zum Entspannungstrainer

Ausbildungsunterlagen zum Fachberater für ganzheitliche Gesundheit

Ausbildungsunterlagen zum Fitnesstrainer

Bass Kast: Der Ernährungskompass

Frank A- Orski: Don't drink your Milk

Helmut Brenner: Entspannungstraining für alle

Max Otto Bruker: Der Murks mit der Milch

Online Kurs von Dr. Bernd Rieger: Hashimoto behandeln

Raimund von Helden: Gesund in sieben Tagen

Illustrationen

Seite 5: AdobeStock_223123089

Seite 6: Peter Gehlmann – Foto von Jörg Siemers

Seite 16: AdobeStock_150489957

Seite 24: AdobeStock_81712402

Seite 29: AdobeStock_67773686

Seite 33: AdobeStock_201055479

Seite 36: AdobeStock_260857839

Seite 42: AdobeStock_53824994

Seite 51: AdobeStock_269156025

Seite 54: AdobeStock_125585759

Seite 60: AdobeStock_984906

Seite 69: AdobeStock_228161893

Seite 79: AdobeStock_304773718

Seite 83: AdobeStock_65111009

Seite 91: AdobeStock_334632013

Seite 102: AdobeStock_100449733

Wichtige Links

https://hashimoto-mentor.de/willkommensgruss/

https://news.harvard.edu/gazette/story/2006/12/hormones-in-milk-can-be-dangerous/

Don't Drink Your Milk (Englisch) von Frank A Oski – https://amzn.to/3aHpYnz

https://hashimoto-mentor.de/cerascreen mit dem Code: PETER12 erhältst Du hier auch einen Rabatt von 12%.

Online Yoga Schule von Kosta https://hashimoto-mentor.de/yoga

Vitamin D-Berater als Download https://hashimoto-mentor.de/vitamin-d-ratgeber/

>> Sports & Health << (Link klicken und Du wirst weitergeleitet (https://hashimoto-mentor.de/NEM)) Code „**hashimotomentor10**" mit 10% Rabatt auf den Einkauf.

Facebook-Gruppe https://hashimoto-mentor.de/einladung/

ZUGANGSCODE – KOSTENFREIES EBOOK

Gehen Sie auf https://lemonmedia-verlag.de/epub und geben Sie Ihren Zugangscode ein um Ihr kostenfreies eBook herunterzuladen.

https://lemonmedia-verlag.de/epub

GU2U-EAYK-BJ71